Acerca de NCCN Guidelines for Patients®

NCCN National Comprehensive Cancer Network®

¿Sabía que los principales centros oncológicos de los Estados Unidos colaboran para mejorar la atención oncológica? Esta alianza de los principales centros oncológicos se denomina National Comprehensive Cancer Network® (NCCN®).

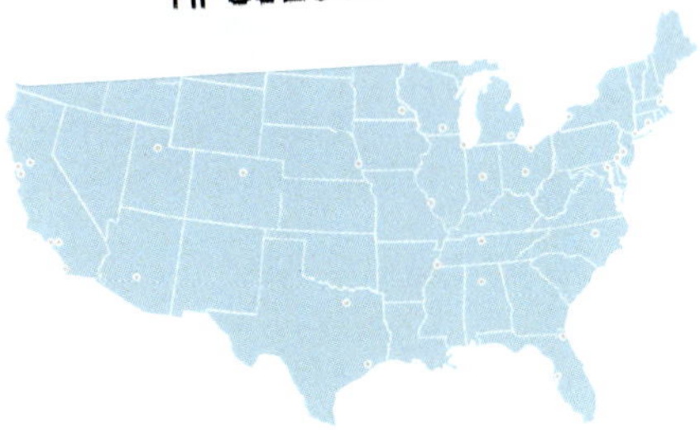

La atención oncológica está en cambio constante. NCCN elabora recomendaciones para la atención oncológica basadas en pruebas que utilizan los profesionales de atención médica de todo el mundo. Estas recomendaciones que se actualizan con frecuencia se denominan NCCN Clinical Practice Guidelines in Oncology (NCCN Guidelines®). NCCN Guidelines for Patients explican de manera sencilla estas recomendaciones de los expertos para las personas con cáncer y sus cuidadores.

Esta NCCN Guidelines for Patients se basa en NCCN Clinical Practice Guidelines in Oncology (NCCN Guidelines®) para pacientes con cáncer de pulmón de células no pequeñas, versión 3.2025, del 14 de enero de 2025.

Conozca cómo se desarrollan las NCCN Guidelines for Patients
NCCN.org/patient-guidelines-process

Ver NCCN Guidelines for Patients gratis en internet
NCCN.org/patientguidelines

Buscar un centro oncológico de NCCN cerca de usted
NCCN.org/cancercenters

Comuníquese con nosotros

Quiénes nos apoyan

NCCN Guidelines for Patients cuenta con el apoyo financiero de NCCN Foundation®

NCCN Foundation agradece profundamente a las siguientes empresas colaboradoras por hacer posible esta NCCN Guidelines for Patients: AbbVie; Boehringer Ingelheim Pharmaceuticals, Inc.; Daiichi Sankyo; Janssen Biotech, Inc.; Novocure, y Regeneron Pharmaceuticals, Inc.

NCCN adapta, actualiza y aloja de forma independiente la guía de NCCN Guidelines for Patients. Nuestras empresas colaboradoras no participan en la elaboración de esta NCCN Guidelines for Patients y no se responsabilizan del contenido ni las recomendaciones que se incluyen en la presente guía.

Para hacer una donación u obtener más información, visite la página web o envíe un correo electrónico.

NCCNFoundation.org/Donate

PatientGuidelines@NCCN.org

Contenido

NCCN Foundation tiene como objetivo apoyar a los millones de pacientes y familias afectados por un diagnóstico de cáncer mediante la financiación y distribución de NCCN Guidelines for Patients. NCCN Foundation también se compromete a avanzar en los tratamientos contra el cáncer subsidiando a los médicos prometedores del país en el centro de innovación en cuanto a investigación del cáncer. Para obtener más detalles y acceder a la biblioteca completa de recursos para pacientes y cuidadores, visite NCCN.org/patients.

National Comprehensive Cancer Network (NCCN) y NCCN Foundation
3025 Chemical Road, Suite 100, Plymouth Meeting, PA 19462, EE. UU.

1

Acerca del CPCNP en estadio temprano y localmente avanzado

El cáncer de pulmón de células no pequeñas (CPCNP) es el tipo de cáncer de pulmón más común. Los cánceres en estadio temprano y localmente avanzados no se extienden más allá del pulmón. Existen varios tratamientos que pueden curar o controlar el crecimiento de estos tipos de cáncer.

¿Qué son los CPCNP en estadio temprano y localmente avanzados?

Los cánceres de pulmón de células no pequeñas (CPCNP) en estadio temprano y localmente avanzados afectan a ciertos tipos de células pulmonares que avanzaron de las vías respiratorias a otro tejido pulmonar, pero no se extendieron a otros órganos.

Esta descripción es importante porque el tratamiento difiere entre los tipos de cáncer de pulmón y su ubicación en el cuerpo.

Tipos de CPCNP

El CPCNP representa un grupo de varios cánceres. Cada tipo de cáncer en este grupo afecta a un tipo diferente de célula pulmonar.

Usted tiene CPCNP si presenta uno de los siguientes tipos de cáncer:

- El adenocarcinoma de pulmón afecta a las células pulmonares que producen mucosidad.
- El carcinoma de células grandes de pulmón se forma a partir de las células grandes en las vías respiratorias.
- El carcinoma de células escamosas de pulmón afecta las células protectoras que recubren las vías respiratorias.

Existen más tipos de CPCNP, pero son mucho menos comunes. Algunos tipos de cáncer de pulmón son una combinación de tipos celulares.

Sitios en estadio temprano y localmente avanzados

El CPCNP afecta las células que recubren las vías respiratorias de los pulmones. El cáncer hace que estas células crezcan descontroladamente y formen un tumor en la pared de las vías respiratorias.

Crecimiento del tumor en otros tejidos

Los CPCNP en estadio temprano y localmente avanzados se extienden más allá de la pared de las vías respiratorias hacia otros tejidos pulmonares.

Algunos de estos tipos de cáncer también crecen en la pared pulmonar o más allá de ella hasta otros tejidos.

Posible extensión a los ganglios linfáticos cercanos

El CPCNP localmente avanzado a veces se extiende a los ganglios linfáticos dentro del pulmón o del tórax. Los ganglios linfáticos son pequeñas estructuras con forma de frijol que combaten las enfermedades.

Sin extensión a otros órganos

Los CPCNP en estadio temprano y localmente avanzados no se extienden al líquido que recubre el pulmón ni forman tumores dentro de este. Tampoco se extienden al otro pulmón ni a otro órgano.

¿Cómo se detectan estos cánceres de pulmón?

Muchas veces, el CPCNP en estadio temprano y localmente avanzado se detecta por accidente. Es posible detectar una mancha que podría ser cáncer en una ecografía para evaluar otro problema de salud. Consulte la manera en que un equipo de expertos descubre si una mancha es cáncer en el *Capítulo 2: Nódulos pulmonares y cáncer.*

¿Cómo se tratan estos cánceres de pulmón?

La cirugía suele realizarse para extirpar el CPCNP en estadio temprano y localmente avanzado, pero no es la única opción. No existe un único plan de tratamiento que sea el mejor para todo el mundo.

Las pruebas son necesarias para planificar el tratamiento

Su equipo de atención médica le realizará pruebas para determinar el tipo de cáncer de pulmón que tiene y su ubicación en el cuerpo. También analizarán las características importantes del cáncer, lo que se conoce como biomarcadores. Las pruebas que se deben realizar para planificar el tratamiento se describen en el *Capítulo 3: Pruebas para detectar el CPCNP en estadio temprano y localmente avanzado.*

El tratamiento complementario aborda los desafíos del cáncer

El tratamiento complementario incluye diversos tipos de ayuda que mejoran la calidad de vida. Incluye atención para prevenir y aliviar los síntomas. Obtenga más información en el *Capítulo 4: Mejor calidad de vida con tratamientos complementarios.*

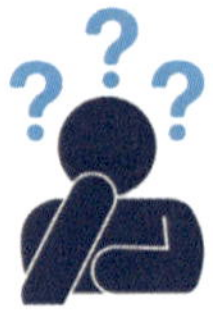

¿Tiene confusión sobre qué es el cáncer de pulmón?

Las personas usan el término "cáncer de pulmón" para describir muchos tipos de cáncer. A veces, lo usan incorrectamente, por ello, le explicamos a continuación qué es y qué no es el cáncer de pulmón.

Qué es el cáncer de pulmón

En pocas palabras, el cáncer de pulmón produce el crecimiento descontrolado de las células pulmonares. Hay muchos tipos de células en los pulmones, por lo que hay muchos tipos de cánceres de pulmón.

El cáncer de pulmón de células no pequeñas (CPCNP) es el tipo de cáncer de pulmón más común. Por ello, cuando las personas hablan de cáncer de pulmón, es probable que se refieran al CPCNP.

Este libro forma parte de una serie de 2 libros sobre el CPCNP. Existen otras NCCN Guidelines for Patients que tratan sobre otros tipos de cáncer de pulmón.

Qué no es el cáncer de pulmón

Los cánceres que se extienden a los pulmones no son cánceres de pulmón. Por ejemplo, el cáncer de estómago que se ha extendido a los pulmones sigue siendo cáncer de estómago. El tratamiento del cáncer que se extiende a los pulmones se trata en las guías para ese tipo de cáncer.

La biblioteca de NCCN Guidelines for Patients se encuentra en NCCN.org/patientguidelines y en la aplicación NCCN Patient Guides for Cancer.

La estadificación del cáncer es esencial para planificar el tratamiento

El estadio del cáncer es una clasificación del crecimiento y la extensión del cáncer de pulmón. Obtenga más información sobre las opciones de tratamiento según la estadificación del cáncer en el *Capítulo 5: Planificación del tratamiento primario.*

Suelen realizarse varios tratamientos para obtener los mejores resultados

Los resultados del tratamiento se pueden mejorar cuando se combinan otros tipos de tratamiento con la cirugía. Los tipos y el orden de los tratamientos se explican en el *Capítulo 6: Cirugía de cáncer de pulmón.*

Si no puede someterse a una cirugía, hay otras alternativas útiles. Algunos cánceres en estadio temprano se curan con radioterapia, como se explica en el *Capítulo 7: Radioterapia.* Otros tipos de cáncer se tratan con dos tipos diferentes de tratamiento, que se describen en el *Capítulo 8: Quimiorradiación.*

¿Qué puede hacer para recibir la mejor atención?

Luche por usted mismo. Usted tiene un papel importante que desempeñar en su cuidado. En realidad, es más probable que obtenga la atención que desea si hace preguntas y toma decisiones compartidas con su equipo de atención médica.

Las NCCN Guidelines for Patients le ayudarán a comprender los cuidados oncológicos. Con una mejor comprensión, estará más preparado para hablar de sus cuidados con su equipo y compartir sus inquietudes. Muchas personas se sienten más satisfechas cuando desempeñan un papel activo en su atención.

Por qué debería leer este libro

Tomar decisiones sobre la atención oncológica puede ser estresante. Es posible que tenga que tomar decisiones difíciles bajo presión sobre opciones complejas.

Las NCCN Guidelines for Patients son confiables tanto para los pacientes como para los proveedores de atención médica. En ellas, se explican con claridad las recomendaciones de atención actuales formuladas por respetados expertos en la materia. Las recomendaciones se basan en las investigaciones más recientes y prácticas de los mejores centros oncológicos.

La atención oncológica no es igual para todas las personas. Si sigue las recomendaciones de los expertos para su situación, tendrá más probabilidades de mejorar su atención y obtener mejores resultados. Utilice este libro como guía para encontrar la información que necesita para tomar decisiones importantes.

Es posible que no sepa qué preguntar a su equipo de atención médica. Eso es frecuente. Cada capítulo de este libro termina con una sección importante titulada *Preguntas para hacer*. Estas sugerencias de preguntas le ayudarán a obtener más información sobre todos los aspectos de su atención.

Dé el siguiente paso y siga leyendo para saber cuál es el mejor cuidado para usted.

2

Nódulos pulmonares y cáncer

Muchas personas tienen pequeñas masas de tejido en los pulmones, llamadas nódulos. A veces, los nódulos pulmonares se detectan por casualidad. En este capítulo, se explican los pasos que se deben seguir si estos nódulos podrían ser cancerosos.

Expertos en nódulos pulmonares

Un nódulo es una masa pequeña de tejido que crece dentro del pulmón. La mayoría de los nódulos pulmonares no son cancerosos ni peligrosos. Estos nódulos pueden estar causados por infecciones, tejido cicatricial u otras afecciones de salud.

Cuando un nódulo encontrado por casualidad parece ser cáncer, se necesita un equipo de expertos para decidir el mejor tratamiento.

Su equipo de atención médica debe estar formado por diversos profesionales médicos, como los siguientes especialistas con certificación de especialidad:

- Un **neumólogo**: médico especializado en enfermedades pulmonares.
- Un **radiólogo torácico**: médico especializado en la lectura de imágenes del tórax. En los estudios de diagnóstico por imágenes, se toman fotografías del interior del cuerpo.
- Un **cirujano torácico**: médico especializado en operaciones del tórax.

Para decidir si un nódulo es canceroso, su equipo hará lo siguiente:

- Revisará sus factores de riesgo de cáncer de pulmón y los resultados de sus estudios de diagnóstico por imágenes para evaluar la probabilidad de que el nódulo sea canceroso.
- Solicitará más estudios de diagnóstico por imágenes si es probable que sea cáncer.
- Si es necesario, realizará una biopsia para analizar el nódulo en busca de cáncer.

Nódulo pulmonar

Un nódulo pulmonar es una masa pequeña de tejido en el pulmón. Muchas personas tienen nódulos pulmonares. La mayoría no son cancerosos. Cuando se detectan nódulos mediante un estudio de diagnóstico por imágenes, es posible que se le realicen más exploraciones para evaluar si el nódulo es canceroso.

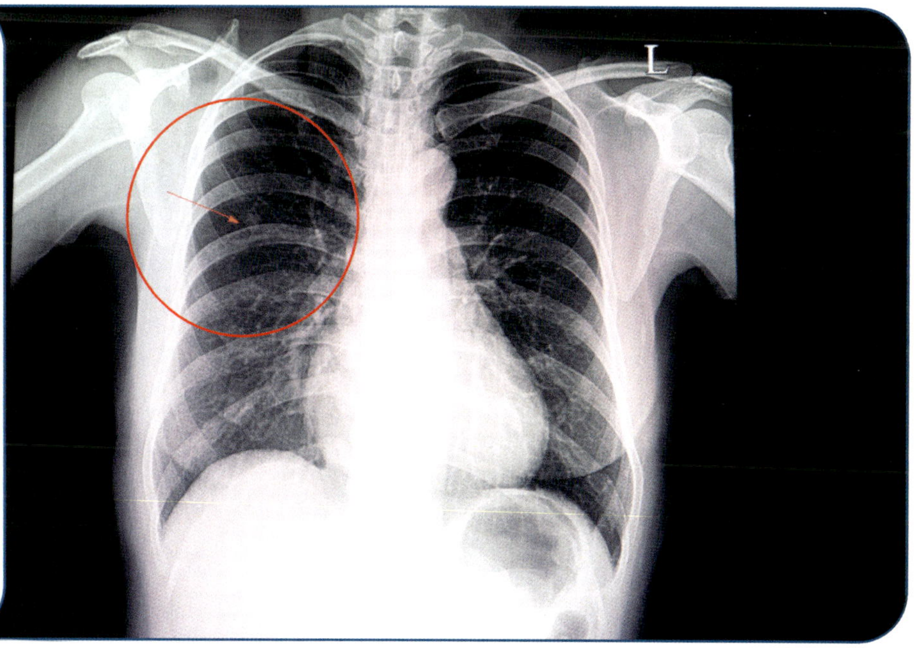

Factores de riesgo del cáncer de pulmón

Para ayudar a decidir si se deben realizar más pruebas del nódulo, su equipo de atención médica le preguntará sobre sus factores de riesgo conocidos para evaluar su riesgo de cáncer de pulmón.

Humo de tabaco

El factor de riesgo más importante del cáncer de pulmón es el humo de tabaco. El humo de tabaco contiene más de 50 compuestos conocidos por causar cáncer. El riesgo aumenta cuanto más fume una persona y por más tiempo.

Incluso si no fuma, la exposición pasiva al humo aumenta el riesgo de cáncer de pulmón. La exposición pasiva al humo de tabaco se refiere a cuando otra persona inhala el humo de la combustión de los productos del tabaco.

Agentes cancerígenos

Tiene más probabilidades de tener cáncer de pulmón, especialmente si fuma, después de la exposición a las siguientes sustancias:

- Radón.
- Amianto.
- Arsénico, berilio, cadmio, cromo y níquel.
- Humo de carbón, hollín, sílice y humo diésel.
- Contaminación del aire por partículas finas, ozono, óxidos de nitrógeno y dióxido de azufre.

Edad

A medida que envejece, aumentan las probabilidades de tener cáncer de pulmón. En los últimos años, la mitad de las personas a las que se les diagnosticaba cáncer de pulmón tenían más de 71 años. Solo 6 de cada 100 personas con cáncer de pulmón tenían menos de 55 años al momento del diagnóstico.

¿Quiénes desarrollan cáncer de pulmón?

Los expertos continúan aprendiendo por qué algunas personas padecen cáncer de pulmón y otras no.

Sabemos cuáles son algunos de los factores de riesgo que aumentan la probabilidad de que una persona desarrolle cáncer de pulmón.

Sin embargo, es posible que las personas con muchos factores de riesgo nunca desarrollen cáncer de pulmón y que aquellas que no los tienen a veces desarrollen la enfermedad.

Aunque el tabaquismo es el mayor factor de riesgo, la cantidad de personas no fumadoras que desarrollan cáncer de pulmón está aumentando en todo el mundo. Se deben realizar más investigaciones para saber cuáles son los factores de riesgo de cáncer de pulmón en este grupo.

Cáncer previo y tratamiento del cáncer

El riesgo de cáncer de pulmón aumenta después de tener algunos tipos de cáncer:

- Tener un tipo de cáncer de pulmón aumenta el riesgo de padecer otros tipos de cáncer de pulmón.
- Si tuvo linfoma, aumentan las probabilidades de tener cáncer de pulmón.

- Si ha tenido otro cáncer asociado al tabaquismo, como cáncer de cabeza y cuello, su riesgo de padecer cáncer de pulmón aumenta.

Algunos tratamientos del cáncer también aumentan el riesgo de desarrollar cáncer de pulmón años después del tratamiento, por ejemplo:

- Radioterapia en el tórax, especialmente si fuma.
- Tratamiento del linfoma de Hodgkin con un fármaco alquilante contra el cáncer.

Antecedentes familiares de cáncer de pulmón

Su riesgo de cáncer de pulmón aumenta si su padre biológico, hermano o hijo ha tenido cáncer de pulmón. Su riesgo es aún mayor si el cáncer de pulmón se presentó a una edad temprana o entre varios familiares.

Otras enfermedades pulmonares

Algunas enfermedades pulmonares pueden aumentar el riesgo de cáncer de pulmón. Existe un fuerte vínculo entre el cáncer de pulmón y las siguientes enfermedades:

- Enfermedad pulmonar obstructiva crónica (EPOC), que causa daño pulmonar o exceso de moco.
- Fibrosis pulmonar, que es una cicatrización grave del tejido pulmonar.

Signos de cáncer de pulmón en los estudios de diagnóstico por imágenes

El radiólogo evaluará si el nódulo puede ser canceroso mediante el análisis de los estudios de diagnóstico por imágenes. Entre los resultados importantes, se encuentran las características del nódulo, el tejido pulmonar anormal y los puntos brillantes.

Características de los nódulos

Los nódulos cancerosos tienen características específicas. No es probable que tengan calcio y, en comparación con los nódulos no cancerosos, suelen tener las siguientes características:

- Bordes rugosos y formas extrañas.
- Crecimiento rápido y gran tamaño.
- Alta densidad.

Tejido pulmonar anormal

Además de los nódulos, en los estudios de diagnóstico por imágenes, se pueden ver otros hallazgos anormales en los pulmones. Es posible que se observe inflamación y cicatrización del tejido.

Puntos brillantes

Si se sometió a una tomografía por emisión de positrones (TEP), su radiólogo buscará puntos brillantes (calientes).

Antes de la exploración, se inyectará un marcador por vía venosa. Las células cancerosas absorben más cantidad del marcador inyectado que las células normales y aparecen como puntos brillantes en las imágenes.

El cáncer no es la única afección de salud que produce puntos brillantes, por lo que se debe confirmar la causa mediante otras pruebas.

Planificación de las pruebas de seguimiento

Según sus factores de riesgo y los resultados de los estudios de diagnóstico por imágenes, su equipo de atención médica planificará un seguimiento específico para usted.

Las recomendaciones de NCCN sobre las pruebas de seguimiento se explican en las siguientes páginas. Se agrupan según la densidad del nódulo:

- Los **nódulos sólidos** son densos.
- Los **nódulos subsólidos** pueden tener una combinación de alta y baja densidad, o solo baja.

El tamaño del nódulo, que se mide en milímetros (mm), también es muy importante para la planificación. Para imaginar el tamaño del nódulo, compárelo con la punta de un crayón nuevo que tiene aproximadamente 2 mm de espesor.

Para comprender las recomendaciones de NCCN, a continuación, se explican los tipos de pruebas de seguimiento y su justificación.

Tipos de pruebas de seguimiento

Hay tres tipos de pruebas de seguimiento para los nódulos pulmonares:

- La tomografía computarizada (TC) es un tipo de radiografía más detallada que muestra la densidad y el tamaño de los nódulos.
- Con una exploración por TEP/TC, es posible detectar pequeñas cantidades de cáncer que la TC no detectó.
- La biopsia es un procedimiento por la que se extrae una pequeña cantidad de tejido o líquido para realizar pruebas de cáncer. Es la única manera de confirmar o diagnosticar el cáncer.

¿Por qué realizarse exploraciones en vez de una biopsia?

Las exploraciones son menos invasivas que una biopsia. Su equipo querrá ver signos claros de cáncer en los estudios de diagnóstico por imágenes antes de realizar una biopsia.

Exploración por TC

Es posible que le realicen una TC de dosis baja o una TC de diagnóstico del tórax. Los expertos de NCCN prefieren la TC de dosis baja para la detección del cáncer, a menos que se necesite una imagen más clara.

La TC de dosis baja usa mucha menos radicación que una exploración de diagnóstico. Tampoco requiere un medio de contraste (una sustancia para que las imágenes sean más claras).

Con frecuencia, en una TC no se puede observar claramente si un nódulo es cáncer. En cambio, la TC debe repetirse con el tiempo para detectar los signos de cáncer.

Exploración por TEP/TC

Una exploración por TEP/TC después de una TC de tórax puede detectar el cáncer más rápido que las TC repetidas. También es útil para mostrar signos de que el cáncer se está extendiendo por el cuerpo.

Se explorará todo el cuerpo, o la exploración se extenderá desde la parte superior del cuello hasta la mitad de los muslos.

¿Por qué realizarse una biopsia en vez de las exploraciones?

Si su equipo tiene una gran sospecha de cáncer, es posible ahorrar tiempo con una biopsia, ya que permite comenzar antes el tratamiento contra el cáncer en vez de realizarse una serie de exploraciones.

Pruebas de seguimiento para nódulos sólidos

Las recomendaciones de NCCN sobre las pruebas de seguimiento para nódulos sólidos se enumeran en la **Guía 1**.

Las pruebas de seguimiento se basan en parte en su riesgo de tener cáncer de pulmón. Su riesgo es bajo si tiene factores de riesgo poco significativos o ninguno. No debe haber sido fumador o ha fumado muy poco.

Los nódulos sólidos que tienen menos de 6 mm no requieren pruebas de seguimiento de inmediato. Su equipo decidirá qué atención se necesita.

Los nódulos con un tamaño de 6 mm a 8 mm se controlarán entre los 6 a 12 meses, y si su riesgo de cáncer de pulmón es alto, se volverán a controlar entre los 18 a 24 meses después de la primera exploración.

Los nódulos que miden más de 8 mm se pueden controlar con una TC en 3 meses o con una TEP/TC ahora, o bien se puede realizar una biopsia.

Guía 1
Pruebas de seguimiento para nódulos pulmonares sólidos

Riesgo bajo de cáncer de pulmón	**El nódulo mide menos de 6 mm**	No se necesitan pruebas de seguimiento de rutina. Su equipo decidirá los próximos pasos de atención.
	El nódulo mide entre 6 mm y 8 mm	Se recomienda una TC entre 6 y 12 meses después de la primera exploración. Si el nódulo no aumentó de tamaño ni densidad, es posible que le realicen otra TC entre 18 y 24 meses después de la primera exploración.
	El nódulo mide más de 8 mm	Hay tres opciones: • TC en 3 meses. • TEP/TC inmediata. • Biopsia inmediata.
Riesgo alto de cáncer de pulmón	**El nódulo mide menos de 6 mm**	Hacerse una TC 12 meses después de la primera exploración es una opción. Si el nódulo no aumentó de tamaño ni densidad, su equipo decidirá los próximos pasos de atención.
	El nódulo mide entre 6 mm y 8 mm	Se recomienda una TC entre los 6 y 12 meses y nuevamente entre los 18 y 24 meses después de la primera exploración.
	El nódulo mide más de 8 mm	Hay tres opciones: • TC en 3 meses. • TEP/TC inmediata. • Biopsia inmediata.

Pruebas de seguimiento para nódulos subsólidos

Los nódulos subsólidos incluyen nódulos no sólidos y nódulos parcialmente sólidos.

- Los nódulos no sólidos tienen baja densidad y también se denominan opacidades en vidrio esmerilado o nódulos en vidrio esmerilado.
- Los nódulos parcialmente sólidos tienen áreas de densidad tanto altas como bajas.

Muchos nódulos subsólidos desaparecen con el tiempo sin tratamiento. No es probable que los que quedan se conviertan en un problema.

Las pruebas de seguimiento para nódulos subsólidos se detallan en la **Guía 2**.

Un nódulo subsólido inferior a 6 mm no necesita pruebas de seguimiento de rutina. Los nódulos más grandes o múltiples se volverán a controlar.

Guía 2
Pruebas de seguimiento para nódulos pulmonares subsólidos

Un nódulo no sólido	**El nódulo mide menos de 6 mm**	No se necesitan pruebas de seguimiento de rutina. Su equipo decidirá los próximos pasos de atención.
	El nódulo mide 6 mm o más	Se recomienda una TC entre 6 y 12 meses después de la primera exploración. Si el nódulo no aumenta de tamaño ni densidad, se debe repetir la TC cada 2 años hasta 5 años después de la primera exploración.
Un nódulo parcialmente sólido	**El nódulo mide menos de 6 mm**	No se necesitan pruebas de seguimiento de rutina. Su equipo decidirá los próximos pasos de atención.
	El nódulo mide 6 mm o más	Se recomienda una TC entre 3 y 6 meses después de la primera exploración. Si el nódulo no crece y la parte sólida sigue siendo menos de 6 mm, se debe repetir la TC todos los años durante 5 años. Si la parte sólida mide 6 mm o más, es posible que le realicen una exploración por TEP/TC o una biopsia.
Dos o más nódulos no sólidos o parcialmente sólidos	**Los nódulos miden menos de 6 mm**	Se recomienda una TC entre 3 y 6 meses después de la primera exploración del nódulo. Si el nódulo no aumentó de tamaño ni densidad, es posible que su equipo quiera realizarle otra TC entre 2 y 4 años después de la primera exploración.
	Los nódulos miden 6 mm o más	Se recomienda una TC entre 3 y 6 meses después de la primera exploración. Los próximos pasos dependen de si hay más probabilidades de que el nódulo sea canceroso.

Se controlará un único nódulo no sólido superior a 6 mm entre 6 y 12 meses después de la primera exploración. Los nódulos con más probabilidades de ser cancerosos se controlarán entre los 3 y los 6 meses. Si una exploración por TC de seguimiento muestra signos de cáncer, es posible que le realicen una TEP/TC o una biopsia.

Planificación de la extracción de tejido

Si es probable que haya cáncer, se debe extraer y examinar una muestra de tejido. El plan para extraer tejido es diferente de una persona a otra. La opción que se adapte mejor a usted puede no ser el mejor plan para otra persona.

Durante la planificación, su equipo evaluará el tamaño y la ubicación de los tumores, sus antecedentes médicos y su experiencia. Dependerán de los resultados de un examen físico y de los estudios de diagnóstico por imágenes.

Su equipo decidirá el mejor método

No siempre es fácil extraer tejido para realizar las pruebas de cáncer. Su equipo decidirá el mejor método para extraer el tejido. En la siguiente sección, se describen las formas de extraer las muestras.

Su equipo puede diagnosticar y estadificar el cáncer al mismo tiempo

La estadificación es una clasificación de la extensión del cáncer en el cuerpo. Si en las exploraciones se observaron múltiples áreas de cáncer, se tomará una muestra de la parte del cuerpo más lejana del nódulo pulmonar para examinarla.

Su equipo decidirá cuál es el mejor momento para realizar las pruebas para detectar cáncer

La decisión de cuándo realizar las pruebas para detectar el cáncer se basa en si tendrá o no un tratamiento quirúrgico.

Pruebas cuando no se planifica una cirugía

Los nódulos pulmonares que no se puedan extirpar por completo mediante cirugía se evaluarán antes de comenzar el tratamiento contra el cáncer. Es posible que la cirugía no sea una opción de tratamiento debido a su salud general, la ubicación del nódulo pulmonar o el cáncer avanzado.

Pruebas cuando se planifica una cirugía

Cuando los nódulos se tratan quirúrgicamente, se pueden realizar pruebas del cáncer antes o el día del tratamiento quirúrgico.

Las pruebas del cáncer pueden retrasarse en el caso de nódulos pequeños que muy probablemente sean cáncer de pulmón en estadio temprano. Las pruebas del cáncer realizadas antes de la cirugía aumentarían los riesgos para la salud, el tiempo invertido y los costos. Es posible extraer más tejido pulmonar si el nódulo es canceroso.

Hay ocasiones en las que es mejor realizar el diagnóstico antes del tratamiento quirúrgico:

- No debe esperar hasta la cirugía si su equipo de atención médica sospecha firmemente que existe otra enfermedad que no es cáncer de pulmón.
- También se deben realizar pruebas tempranas si se administrará un tratamiento farmacológico en todo el cuerpo, llamado tratamiento sistémico, antes de la cirugía o un tipo de radioterapia llamada radioterapia ablativa estereotáctica.

Extracción de muestras para detectar cáncer

Su equipo elegirá un método para extirpar el tejido que probablemente tenga cáncer. Considerará el riesgo, la facilidad de los métodos y el método que usted prefiere.

- En las **biopsias con aguja externa**, se introduce una aguja delgada a través de la piel para llegar al tumor. Estos procedimientos incluyen aspiración transtorácica con aguja, biopsias por punción con aguja gruesa, pericardiocentesis y toracocentesis.
- En las **biopsias a través de la garganta**, se usan instrumentos delgados guiados por la garganta hasta llegar a las vías respiratorias (bronquios) o el esófago. Estos procedimientos incluyen muchos tipos de broncoscopia.
- En las **cirugías mínimamente invasivas**, se realizan pequeños orificios en el tórax. Se introducen pequeñas herramientas a través de los orificios para extraer tejido. En comparación con la cirugía abierta, este método es menos invasivo, por lo que la curación lleva menos tiempo. Estas cirugías incluyen la mediastinoscopia y toracoscopia. La toracoscopia se puede realizar mediante una cirugía toracoscópica asistida por video o cirugía toracoscópica asistida por robot.
- En la **cirugía abierta**, se hace un corte grande a través de la pared torácica para extraer tejido. Es muy poco frecuente que se deba hacer una cirugía abierta para el diagnóstico. Puede que deba someterse a una cirugía abierta cuando otros métodos no funcionan o si se necesita una muestra de tejido más grande.

El anatomopatólogo es un médico experto en tejidos y células y en confirmar el diagnóstico de cáncer. En algunos centros oncológicos, el anatomopatólogo verifica el tamaño del tejido de inmediato, ya que debe ser lo suficientemente grande como para realizar varias pruebas. Este método en persona se denomina evaluación rápida *in situ*. Ayuda a evitar tener que realizar el mismo procedimiento una segunda vez.

Confirmación del cáncer de pulmón

El anatomopatólogo preparará y examinará el tejido con un microscopio. Esto lleva algunos días. El tejido restante se guardará para posibles pruebas futuras.

Si se detecta cáncer de pulmón de células no pequeñas (CPCNP), el anatomopatólogo identificará el tipo:

- El adenocarcinoma es un tipo de cáncer de las células que suelen recubrir los alvéolos y producen mucosidad. Este tipo es el más común de CPCNP.
- El carcinoma de células grandes es un tipo de cáncer de células de gran tamaño en comparación con otras células de las vías respiratorias.
- El carcinoma de células escamosas es un tipo de cáncer de células delgadas y planas que protegen las vías respiratorias.
- También existen tipos poco frecuentes y mixtos de CPCNP.

Los resultados de las pruebas de laboratorio utilizadas para el diagnóstico se registran en un informe anatomopatológico.

¿Cuál es el siguiente paso?

Los siguientes pasos de atención se basan en si se detectó cáncer en las muestras de biopsia. Lea la sección que corresponda a los resultados de su prueba.

El nódulo no es canceroso

Incluso si no se detectó cáncer, su equipo podría indicarle una prueba de detección del cáncer de pulmón. Esta prueba es para personas con alto riesgo de padecer esta enfermedad. Consulte más información en *NCCN Guidelines for Patients: Detección del cáncer de pulmón.*

Los investigadores están estudiando las formas de prevenir el cáncer de pulmón causado por el tabaquismo. Los tratamientos para prevenir el cáncer se denominan agentes quimiopreventivos. Es posible que exista un ensayo clínico sobre la prevención del cáncer de pulmón en el que pueda participar.

El nódulo es canceroso

Su equipo deberá saber más sobre usted y el cáncer que presenta.

Este libro se centra en el CPCNP en estadio temprano y localmente avanzado. Las pruebas que su equipo necesita para planificar el tratamiento se analizan en el *Capítulo 3: Pruebas para detectar el CPCNP en estadio temprano y localmente avanzado.*

Si le diagnosticaron otro tipo de cáncer que no es CPCNP, consulte la biblioteca de NCCN of Guidelines for Patients para obtener información sobre el tratamiento.

La biblioteca de NCCN Guidelines for Patients se encuentra en NCCN.org/patientguidelines y en la aplicación NCCN Patient Guides for Cancer.

"No busque su diagnóstico en Google ni suponga que las estadísticas definen su vida. El cáncer y la situación de cada persona son diferentes".

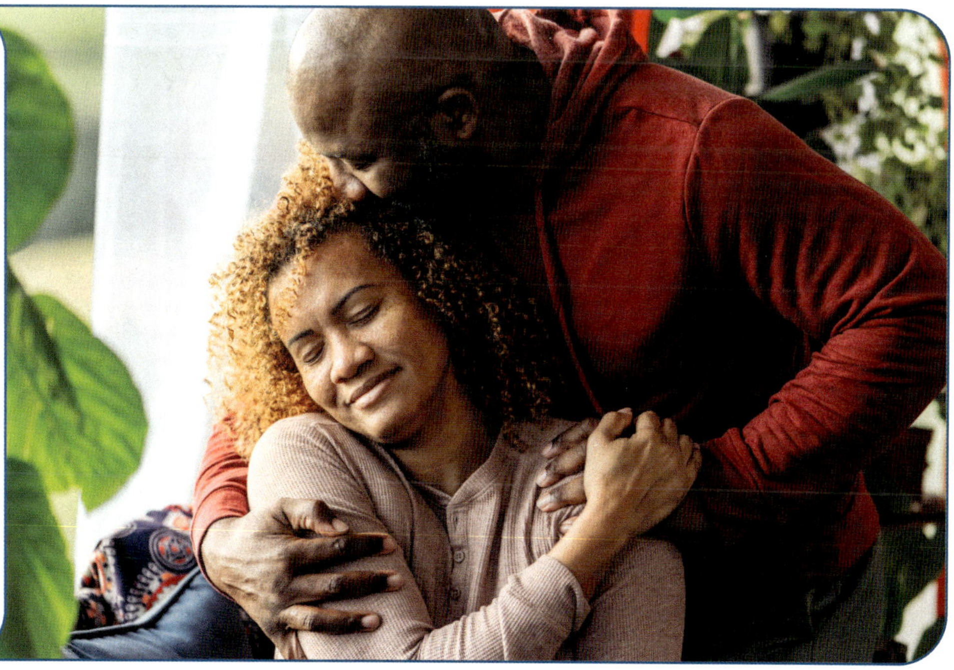

Puntos clave

- Se necesita un equipo de expertos para evaluar los nódulos pulmonares y determinar si son cancerosos.
- El tabaquismo es el mayor factor de riesgo, pero no el único, para desarrollar cáncer de pulmón.
- Los signos de cáncer de pulmón se pueden observar mediante estudios de diagnóstico por imágenes del tórax.
- Los expertos en nódulos pulmonares evalúan los cambios que presentan con una serie de TC realizadas con el transcurso del tiempo. Los nódulos que aumentan rápidamente de tamaño o densidad tienen más probabilidades de ser cancerosos.
- Si es probable que el nódulo sea canceroso, es posible que le realicen una TEP/TC o que se tome una muestra del nódulo para detectar cáncer.

Preguntas para hacer

- ¿Cómo decidió qué tipo de pruebas de seguimiento se necesitan para el nódulo pulmonar?
- ¿Qué tipo de procedimientos se realizarán para extraer y conservar las muestras de tejido para futuras pruebas?
- ¿Debo empezar a realizarme las pruebas de detección del cáncer de pulmón? ¿Existe algún ensayo clínico sobre la prevención del cáncer de pulmón en el que pueda participar?
- ¿Qué tipo de cáncer tengo?

3

Pruebas para detectar el CPCNP en estadio temprano y localmente avanzado

Su equipo de atención médica elaborará un plan de tratamiento específico para usted. Para elaborar el plan, tendrán que conocer su cáncer de pulmón y su estado general de salud. En este capítulo, se describen las pruebas necesarias para llevar a cabo la planificación del tratamiento.

Evaluación del equipo

Se necesita un equipo para planificar el tratamiento del cáncer de pulmón de células no pequeñas (CPCNP). Si hay más de un tipo de tratamiento disponible, su equipo estará formado por miembros de diferentes campos de la medicina, por ejemplo:

- Un **oncólogo especializado en cirugía torácica** es un experto en la extirpación del cáncer del tórax.
- Un **radiooncólogo** es un experto en el tratamiento del cáncer con radiación.
- Un **médico oncólogo** es un experto en el tratamiento del cáncer con fármacos.

Muchas personas también cuentan con miembros del equipo que brindan tratamiento complementario, el cual se describe en el *Capítulo 4: Mejor calidad de vida con tratamientos complementarios*.

Usted también es una parte importante del equipo. Su participación es tan importante como la de cualquier especialista del equipo.

Primera serie de pruebas

Después de confirmar el cáncer de pulmón, su equipo querrá saber más sobre el tipo de cáncer y sobre usted.

Necesita tener información general sobre su salud y bienestar. También necesita determinar la extensión del cáncer de pulmón en su organismo. Esto se denomina estadificación del cáncer.

La primera serie de pruebas necesarias para saber más sobre usted y su tipo de cáncer se describe en este capítulo y se enumera en la **Guía 3**.

Antecedentes médicos

Prepárese para que su equipo revise detalladamente su estado de salud. Este paso se conoce como el registro de los antecedentes médicos. Su equipo querrá averiguar toda la información sobre su salud pasada y actual.

- Enfermedades y lesiones.
- Síntomas como pérdida de peso inexplicable, dificultad para respirar, dolor torácico y tos.
- Medicamentos y suplementos con receta y de venta libre.
- Cirugías previas.
- Elecciones de estilo de vida, como la dieta, el grado de actividad física y si fuma o bebe alcohol.

Algunos tipos de cáncer, como otras enfermedades, son hereditarios. Debe prepararse para hablar de la salud de sus parientes consanguíneos cercanos. Entre estos familiares, se incluyen hermanos, padres y abuelos emparentados con usted por consanguinidad.

Examen físico

Un miembro del equipo de atención también le realizará un examen físico completo. Este examen puede incluir las siguientes acciones:

- Controlar sus signos vitales (presión sanguínea, frecuencia cardíaca, frecuencia respiratoria y temperatura corporal).
- Palpar o auscultar los órganos, incluidos los pulmones, el bazo y el hígado.
- Palpar los ganglios linfáticos, que son pequeñas estructuras que combaten las enfermedades en todo el cuerpo.
- Evaluar su nivel de dolor, si lo hay, ante el contacto.

Estado funcional

El estado funcional es su capacidad para realizar las actividades cotidianas. Se basa en sus antecedentes médicos y exámenes. Su equipo usará su estado funcional para decidir si su cuerpo resistirá un tratamiento intenso.

Análisis de sangre

Los análisis de sangre se utilizan habitualmente para detectar enfermedades. También se utilizan para evaluar si el cáncer está afectando a los órganos. Se necesitarán muestras de sangre para realizar los siguientes dos análisis:

- Un hemograma completo mide los componentes de la sangre, incluido el recuento de glóbulos blancos, glóbulos rojos y plaquetas.
- Un perfil bioquímico evalúa los niveles de azúcar y sales naturales del organismo y el funcionamiento del hígado y los riñones.

Estadios del cáncer de pulmón

Se deben realizar pruebas para estadificar el cáncer de pulmón. Hay cuatro estadios principales. Puede verlos escritos en números romanos:

Estadio I (1)

Estadio II (2)

Estadio III (3)

Estadio IV (4)

Puede encontrar más información sobre los estadios del cáncer en el *Capítulo 5: Planificación del tratamiento primario.*

Guía 3 Primeras pruebas para el cáncer de pulmón de células no pequeñas en estadio temprano y localmente avanzado
• Antecedentes médicos, incluida la pérdida de peso y el tabaquismo.
• Examen físico.
• Estado funcional.
• Hemograma completo.
• Perfil bioquímico.
• Exploración por TC de diagnóstico del tórax y la parte superior del abdomen con un medio de contraste.

TC

La tomografía computarizada (TC) de diagnóstico suele ser la primera exploración para estadificar el cáncer de pulmón.

Es un tipo de radiografía más detallada. Toma muchas fotos desde distintos ángulos. Una computadora combina las imágenes para crear imágenes en 3D.

Recibirá una inyección de contraste si es seguro para usted. El medio de contraste es una sustancia que hace que las imágenes sean más claras.

Su equipo buscará tumores en el tórax y la parte superior del abdomen, incluidas las glándulas suprarrenales. Deberá realizarse más exploraciones por TC si las actuales se hicieron hace más de 60 días. No deben usarse exploraciones antiguas para planificar el tratamiento.

Pruebas antes del tratamiento

Con la primera serie de pruebas, su equipo comenzará a decidir cuál es el estadio del cáncer. Pueden realizarse otras pruebas para confirmar el estadio y sus opciones de tratamiento. La lista de las posibles pruebas adicionales está disponible en la **Guía 4**.

Estudios de diagnóstico por imágenes

Puede que se realicen otros tipos de estudios de diagnóstico por imágenes para evaluar a dónde se ha extendido el cáncer de pulmón.

Exploración por TEP/TC con FDG

Si aún no se ha realizado, se deberá realizar una tomografía por emisión de positrones (TEP) combinada con una exploración por TC. Las exploraciones por TEP/TC realizadas hace más de 60 días no deben utilizarse para definir su tratamiento.

Se le realizará una exploración de todo el cuerpo o desde el cuello hasta la mitad de los muslos. Antes de la exploración, se le inyectará un radiomarcador llamado fluorodesoxiglucosa (FDG). El marcador hace que incluso las células cancerosas más pequeñas aparezcan como puntos brillantes (o calientes) en la exploración.

RM cerebral

El cáncer de pulmón suele extenderse al cerebro. La mayoría de las personas con cáncer de pulmón deben realizarse una exploración cerebral, pero esta no siempre es necesaria para los tipos de cáncer en estadio temprano.

La resonancia magnética (RM) puede mostrar pequeños tumores cerebrales que no causan síntomas. La RM utiliza un campo magnético seguro y ondas de radio para obtener imágenes. También se utilizará un contraste, salvo que no sea seguro para usted. Si no es posible realizarle una RM, se le puede hacer una TC de la cabeza con un medio de contraste.

RM de columna y abertura torácica superior

Los tumores del surco superior son un tipo de cáncer de pulmón que comienzan en la parte superior del pulmón. Por lo general, se extienden hacia la pared torácica y pueden crecer junto a la columna, los vasos sanguíneos o los nervios. Si estos tumores crecieron más allá de la pared torácica, se debe realizar una RM de columna y abertura torácica superior. La abertura torácica superior es el centro de un anillo de huesos en la parte superior de la caja torácica.

Pruebas de función pulmonar

Las pruebas de función pulmonar son actividades respiratorias que se utilizan para evaluar el funcionamiento de los pulmones. Su equipo utilizará los resultados para decidir si ciertos tratamientos son seguros.

Broncoscopia

La broncoscopia es un procedimiento que le permitirá a su equipo ver el interior de las vías respiratorias. Se realiza con un dispositivo médico llamado broncoscopio. El broncoscopio tiene un tubo pequeño y flexible que se introduce suavemente por la garganta hasta las vías respiratorias.

Este procedimiento se debe realizar en los siguientes casos:

- Aún no se ha realizado una broncoscopia para el diagnóstico o la estadificación del cáncer.
- El cáncer de pulmón se tratará con cirugía.

La broncoscopia suele realizarse el día de la cirugía para ahorrar tiempo, costos y riesgos. A veces, la broncoscopia se realiza antes de la cirugía para un tumor en el medio de un pulmón.

Biopsia de ganglios linfáticos

Cuando el cáncer de pulmón se extiende, generalmente se propaga a los ganglios linfáticos del pulmón y, luego, a los ganglios linfáticos fuera de este. Mediante los estudios de diagnóstico por imágenes, su equipo de atención médica decidirá de qué ganglios linfáticos se deben extraer las muestras para el examen de detección del cáncer. Los resultados de la biopsia se utilizan para determinar el estadio del cáncer.

Ganglios linfáticos del mediastino

El espacio entre los pulmones, llamado mediastino, tiene muchos ganglios linfáticos. Hay más probabilidades de que el cáncer de pulmón se extienda a estos ganglios cuando el tumor es más grande y está más cerca de esta área.

Es posible llegar a los ganglios linfáticos del mediastino mediante uno de varios procedimientos:

- La mediastinoscopia se realiza con un dispositivo médico que se inserta a través de un pequeño corte en el tórax.
- La mediastinotomía es una cirugía abierta en el medio del tórax a través de un pequeño corte que se realiza cerca del esternón.
- La biopsia guiada por ecografía endoscópica (EE) se realiza con un dispositivo médico que se inserta a través del esófago.
- La biopsia guiada por ecografía endobronquial (EBUS) se realiza con un broncoscopio.

Guía 4
Posibles pruebas para el cáncer de pulmón de células no pequeñas en estadio temprano y localmente avanzado

Estudios de diagnóstico por imágenes	• Exploración por TEP/TC con FDG. • RM cerebral. • RM de columna y abertura torácica superior.
Pruebas pulmonares	• Pruebas de función pulmonar. • Broncoscopia.
Pruebas de células cancerosas	• Biopsia de ganglios linfáticos. • Pruebas de biomarcadores.

Las biopsias de ganglios linfáticos guiadas por EBUS y EE suelen realizarse días antes del tratamiento quirúrgico.

Otros ganglios linfáticos regionales

Algunos cánceres de pulmón se extienden a los ganglios linfáticos del otro pulmón o cerca de la clavícula. Estos son los métodos para realizar una biopsia de estos ganglios:

- Mediante una biopsia por escisión, se extrae un ganglio completo a través de un corte en la piel.
- La toracoscopia es una cirugía que realiza pequeñas aberturas en el tórax a través de las cuales se insertan pequeños instrumentos para ver y extraer tejido (también llamada cirugía toracoscópica asistida por video o VATS).
- En una biopsia externa con aguja, se guía una aguja fina a través de la piel hasta un ganglio linfático.

Pruebas de biomarcadores

Las pruebas de biomarcadores buscan indicios biológicos, o marcadores, que los expertos utilizan para tomar decisiones sobre la atención. Los biomarcadores son diferentes entre los cánceres y las personas.

No todas las personas con CPCNP en estadio temprano o localmente avanzado deben realizarse pruebas de biomarcadores. Las pruebas de biomarcadores pueden realizarse si recibirá un tratamiento farmacológico. Su equipo planificará el tratamiento según los biomarcadores que presente el cáncer.

Las pruebas de biomarcadores deben realizarse a partir del tejido tumoral extirpado durante una biopsia o cirugía. También se podría analizar una muestra de sangre.

Nivel de PD-L1

La PD-L1 es una proteína que se encuentra en la superficie de las células. La presencia de PD-L1 en las células cancerosas impide que los glóbulos blancos, denominados células T, las eliminen. Las células cancerosas sobreviven y producen más células cancerosas.

Biopsia de ganglios linfáticos

Es muy importante que su equipo de atención médica sepa qué ganglios linfáticos tienen cáncer. Existen algunos métodos para examinar o extirpar los ganglios linfáticos en los pulmones y entre estos. La broncoscopia es uno de esos métodos.

Broncoscopia

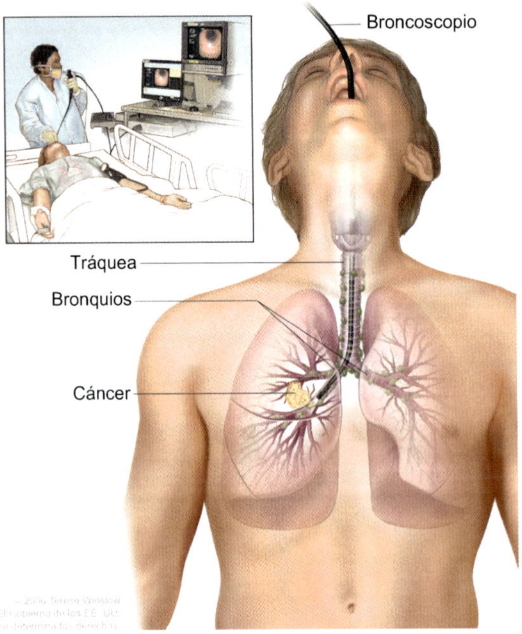

Los expertos de NCCN recomiendan la prueba de PD-L1 para evaluar las opciones del tratamiento farmacológico.

Mutaciones del gen *EGFR*

Las células del cáncer de pulmón tienen receptores en su superficie llamados EGFR. Los receptores celulares reciben y envían señales como si fueran antenas.

Algunas mutaciones en el gen que produce EGFR hacen que el receptor sea hiperactivo. La hiperactividad de EGFR hace que las células cancerosas crezcan rápidamente. Entre las mutaciones de *EGFR*, la deleción del exón 19 de *EGFR* y la mutación *L858R* del exón 21 de *EGFR* son las más comunes.

Se debe realizar la prueba de mutaciones del gen *EGFR* para planificar el tratamiento farmacológico administrado con la cirugía y el tratamiento farmacológico que sigue a la quimiorradiación.

Reordenamiento del gen *ALK*

Algunas células del cáncer de pulmón crecen rápidamente debido a un receptor superficial ALK hiperactivo. La hiperactividad se produce cuando las partes de dos genes cambian de lugar entre sí. Esto se denomina reordenamiento del gen.

Se debe realizar una prueba de reordenamiento del gen *ALK* para planificar el tratamiento farmacológico que se administra con la cirugía.

¿Cuál es el siguiente paso?

Su equipo le explicará los resultados de las pruebas y las recomendaciones para el tratamiento del cáncer.

El plan de atención médica generalmente incluye tratamiento para el cáncer y apoyo. Los expertos de NCCN recomiendan comenzar el tratamiento complementario de forma temprana. Encontrará más información en el *Capítulo 4: Mejor calidad de vida con tratamientos complementarios.*

Para conocer qué recomiendan los expertos de NCCN como principal tratamiento del cáncer de pulmón, lea el *Capítulo 5: Planificación del tratamiento primario.*

¡Nos interesan sus comentarios!

Nuestro objetivo es brindar información útil y fácil de entender sobre el cáncer. Realice nuestra encuesta para decirnos qué hicimos bien y qué podríamos mejorar.
NCCN.org/patients/feedback

Puntos clave

- Su equipo de atención médica elaborará un plan de tratamiento basado en los resultados de las pruebas y en sus deseos.
- Un miembro de su equipo le hará preguntas sobre su salud, examinará su cuerpo y analizará muestras de sangre.
- Los estudios de diagnóstico por imágenes pueden ayudar a detectar a dónde se ha propagado el cáncer.
- Su capacidad para respirar puede evaluarse mediante pruebas de función pulmonar, y puede que se examinen sus pulmones mediante una broncoscopia.
- Para ayudar a estadificar el cáncer, se pueden tomar y analizar muestras de los ganglios linfáticos dentro o fuera de los pulmones.
- Las pruebas de biomarcadores buscan pequeñas pero importantes características del cáncer que difieren entre las personas. Existen tratamientos para algunos biomarcadores.

Preguntas para hacer

- ¿Es posible que los resultados de las pruebas sean incorrectos o causen problemas de salud?
- ¿Tendré que pagar algún costo por las pruebas?
- ¿Cuáles son los procedimientos para extirpar y conservar las muestras de tejido para futuras pruebas?
- ¿Cómo puedo obtener una copia de los resultados de las pruebas en caso de necesitar una segunda opinión?
- ¿Cómo debo prepararme para las pruebas?

4

Mejor calidad de vida con tratamientos complementarios

El tratamiento complementario tiene como objetivo mejorar su calidad de vida. Una parte clave de la atención es reducir los síntomas causados por el cáncer o su tratamiento. El tratamiento complementario también brinda ayuda para las necesidades sociales y económicas.

¿Qué es el tratamiento complementario?

El tratamiento complementario ayuda a mejorar su calidad de vida durante el tratamiento del cáncer y después de este. El objetivo es prevenir o controlar los efectos secundarios y los síntomas, como el dolor y la fatiga relacionados con el cáncer. También aborda los problemas mentales, sociales y espirituales a los que se enfrentan las personas con cáncer.

El tratamiento complementario está disponible para todas las personas con cáncer y sus familias, no solo para las que se encuentran al final de la vida. También se denomina cuidados paliativos.

El tratamiento complementario también puede ayudar en los siguientes aspectos:

- Toma de decisiones sobre el tratamiento.
- Coordinación de la atención médica.
- Pago de la atención médica.
- Planificación anticipada de la atención y final de la vida.

Inicio del tratamiento complementario en una fase temprana

Los expertos de NCCN recomiendan combinar el tratamiento complementario con la atención oncológica poco después del diagnóstico de cáncer de pulmón de células no pequeñas (CPCNP). Recibir tratamiento complementario a tiempo puede ser más útil que comenzarlo posteriormente.

Estos son los especialistas que prestan tratamiento complementario:

- Especialista de cuidados paliativos.
- Terapeuta respiratorio.
- Especialista en rehabilitación.
- Nutricionista matriculado.
- Trabajador social.

Ayuda para dejar de fumar

Fumar puede limitar los efectos del tratamiento del cáncer.

- Si no fuma, es importante que no empiece a hacerlo ahora.
- Si fuma, es importante que deje de hacerlo. Nunca es demasiado tarde.

La adicción a la nicotina es una de las adicciones más difíciles de superar. El estrés de tener cáncer puede dificultar más el dejar de fumar.

En *NCCN Guidelines for Patients: Dejar de fumar*, encontrará apoyo y orientación fundamentales para las personas con cáncer. En este libro, se explica cómo aprovechar al máximo las herramientas disponibles para dejar de fumar de manera definitiva.

Si ya ha intentado dejar de fumar, inténtelo de nuevo. La mayoría de las personas tienen un desliz o una recaída antes de dejarlo definitivamente.

Control de los efectos comunes del cáncer

Las personas con diferentes tipos de cáncer experimentan problemas de salud comunes. Los diferentes tipos de cáncer tienen algunos síntomas en común porque alteran el cuerpo de manera similar. El tratamiento es similar para diferentes tipos de cáncer y causa efectos secundarios comunes.

Encontrará información sobre el manejo de los efectos comunes en la biblioteca de NCCN Guidelines for Patients. A continuación, se describen brevemente los libros de la serie de tratamiento complementario para que pueda encontrar la información que necesita.

Cuidados paliativos

En *NCCN Guidelines for Patients: Cuidados paliativos*, se describe la atención para los síntomas físicos y emocionales:

- Diarrea, estreñimiento y problemas para dormir.
- Estrés y aflicción.

También brindan orientación sobre cómo hablar con su equipo del tratamiento del cáncer.

Malestar emocional

Todos los enfermos de cáncer sienten angustia en algún momento. Es normal sentir preocupación, tristeza, impotencia o enfado. En *NCCN Guidelines for Patients: Malestar emocional durante el tratamiento del cáncer*, se ofrece ayuda para saber cómo lidiar con la angustia.

Recursos sobre el tratamiento complementario

Puede encontrar más información sobre el tratamiento complementario en NCCN.org/patientguidelines y en la aplicación NCCN Patient Guides for Cancer.

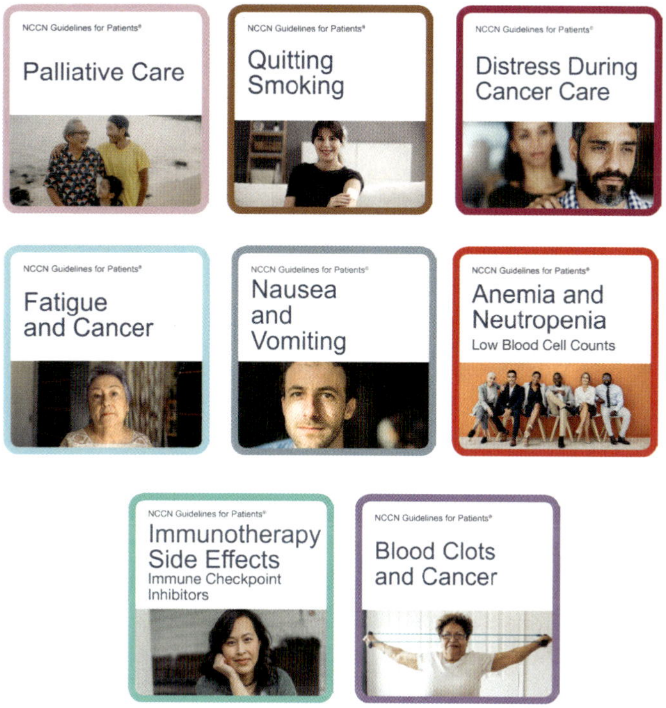

Fatiga

La fatiga relacionada con el cáncer no es el cansancio típico que sigue a un día activo o largo. Es una falta de energía que resulta molesta, no mejora con el descanso ni el sueño normales y altera la vida. Lea el libro de NCCN sobre la fatiga para aprender sobre la actividad física y otros métodos que reducen la fatiga relacionada con el cáncer.

Náuseas y vómitos

Tanto la quimioterapia como la radioterapia pueden provocar náuseas y vómitos. Las náuseas son la sensación de que va a vomitar. Vomitar es vomitar a la fuerza lo que se tiene en el estómago. Los tratamientos que previenen y controlan ambos síntomas se describen en *NCCN Guidelines for Patients: Náuseas y vómitos.*

Anemia y neutropenia

La quimioterapia suele provocar una disminución de los glóbulos rojos y blancos. Un número bajo de glóbulos rojos, denominado anemia, puede causar fatiga. Un recuento bajo de glóbulos blancos, denominado neutropenia, puede aumentar el riesgo de infecciones. El tratamiento para los recuentos bajos de glóbulos rojos se describe en *NCCN Guidelines for Patients: Anemia y neutropenia.*

Efectos secundarios de la inmunoterapia

Los inhibidores del punto de control inmunitario se utilizan para tratar muchos tipos de CPCNP. Este tratamiento puede causar que las células inmunitarias ataquen a las células sanas. En *NCCN Guidelines for Patients: Efectos secundarios de la inmunoterapia: Inhibidores del punto de control inmunitario*, se explica el tratamiento de lo siguiente:

- Síntomas de la piel y la boca.
- Síntomas intestinales y hepáticos.
- Síntomas de tiroides, hipófisis y páncreas.
- Síntomas de pulmón.

Coágulos sanguíneos

Algunos tratamientos farmacológicos para el CPCNP aumentan el riesgo de coágulos sanguíneos. Un trombo es un tipo de coágulo sanguíneo que puede obstruir el flujo sanguíneo de forma peligrosa. En el libro de NCCN sobre coágulos sanguíneos, se explican las maneras de prevenir y tratar los trombos.

Abordaje de las necesidades sociales y económicas

Muchos factores influyen en la salud. Sus genes y la atención médica son ejemplos de factores médicos importantes. Sin embargo, los factores sociales son igual de importantes. Estos son algunos factores sociales:

- Transporte.
- Asistencia para vivienda y servicios públicos.
- Acceso a alimentos.
- Economía y trabajo.
- Seguro médico.
- Apoyo y seguridad social.

Los expertos de NCCN recomiendan que su equipo controle el impacto de los factores sociales en su salud. Su equipo lo derivará a otros profesionales según sea necesario.

¿Cuál es el siguiente paso?

La atención de supervivencia está relacionada con el tratamiento complementario, pero se centra más en los efectos tardíos y a largo plazo del cáncer.

Aunque la atención de supervivencia suele comenzar después de finalizar el tratamiento inicial, muchas recomendaciones de atención pueden iniciarse durante el tratamiento para prevenir o disminuir los efectos relacionados con el cáncer.

Para obtener más información, consulte el *Capítulo 9: Atención de supervivencia.*

Si busca información sobre el tratamiento del cáncer, un buen punto de partida es el *Capítulo 5: Planificación del tratamiento primario.*

Puntos clave

- El tratamiento complementario tiene como objetivo mejorar su calidad de vida e incluso prevenir y aliviar los síntomas.
- El inicio de un tratamiento complementario a tiempo tiene más beneficios que hacerlo posteriormente.
- Dejar de fumar puede mejorar los resultados del tratamiento.

Preguntas para hacer

- ¿Debo informar a los profesionales de atención médica que estoy recibiendo tratamiento complementario? Podrían pensar erróneamente que estoy recibiendo cuidados de hospicio.
- ¿Cuáles son los mejores métodos para ayudarme a dejar de fumar?
- ¿Cómo se prevendrán y aliviarán los síntomas que tengo?
- ¿Quién puede ayudarme a recibir ayuda para cubrir mis necesidades sociales y económicas?
- ¿Con quién debo contactarme si mis síntomas empeoran?

5

Planificación del tratamiento primario

El tratamiento primario es el tratamiento principal que se utiliza para eliminar el cáncer de pulmón del cuerpo. Las opciones de tratamiento primario dependen en gran medida del estadio del cáncer. Lea este capítulo para conocer sus opciones de tratamiento primario.

Tipos de tratamiento primario

El tratamiento del cáncer de pulmón de células no pequeñas (CPCNP) en estadio temprano o localmente avanzado puede consistir en un solo tratamiento o en varios.

El tratamiento más importante se denomina tratamiento primario. Mediante este, se extirpa el cáncer o se destruyen las células cancerosas.

No todas las personas con CPCNP reciben el mismo tratamiento primario. El mejor tratamiento para usted puede no ser el mejor tratamiento para otra persona.

Estos son los tres tipos principales de tratamiento primario para el CPCNP en estadio temprano y localmente avanzado:

- La **cirugía** es un tratamiento con el que se extirpan los tumores u órganos con cáncer. Siempre que sea posible, la cirugía se utiliza para el tratamiento primario del CPCNP. En muchos casos, se administran otros tipos de tratamiento antes o después de la cirugía.
- La **radioterapia** suele usar rayos X de alta energía para tratar el cáncer de pulmón. Cuando el objetivo es curar el cáncer, se denomina radioterapia definitiva.
- La **quimiorradiación** usa tanto fármacos como radioterapia para tratar el cáncer. Cuando el objetivo es curar el cáncer, la quimiorradiación se denomina quimiorradiación definitiva.

Su equipo de atención médica le recomendará un tratamiento primario. El tratamiento primario que reciba dependerá en gran medida del estadio del cáncer. El estadio del cáncer es una clasificación del crecimiento y la extensión del cáncer.

Siga leyendo para saber cómo se clasifica el cáncer de pulmón y las opciones de tratamiento para cada estadio.

> “Continúe buscando información y léala nuevamente mientras sigue el proceso de diagnóstico y tratamiento”.

Estadificación del cáncer con el sistema TNM

Su equipo de atención médica determinará el estadio del cáncer de pulmón utilizando el sistema de tumor, ganglio y metástasis (TNM) del American Joint Committee on Cancer. Cada letra en el sistema representa una zona de crecimiento del cáncer y se le asignará una clasificación.

T = Clasificación del tumor

La clasificación T describe el tumor primario. El tumor primario es el grupo principal de células cancerosas del pulmón. La clasificación T se basa en lo siguiente:

- El tamaño del tumor primario medido en centímetros (cm).
- El crecimiento invasivo del tumor primario en partes cercanas del cuerpo, como la pared torácica.
- La cantidad de tumores en un pulmón.

En la **Guía 5**, encontrará una breve descripción de la clasificación T que se utiliza en este libro.

Guía 5
Clasificación T para estadificar el cáncer de pulmón

T1	Un tumor T1 mide 3 cm o menos. No llega a ser más grande que una uva.
T2a	Un tumor T2a mide más de 3 cm pero no más de 4 cm. Es posible que se haya extendido hasta el revestimiento interno del pulmón o las vías respiratorias principales. También puede haber hecho que el pulmón colapse o se hinche.
T2b	Un tumor T2b mide más de 4 cm pero no más de 5 cm. Como referencia, una pelota de golf mide 4,3 cm. Es posible que el tumor del pulmón se haya extendido hasta el revestimiento interno del pulmón o las vías respiratorias principales. También puede haber hecho que el pulmón colapse o se inflame.
T3	Un tumor T3 puede tener una o más de las siguientes características: • El tumor mide más de 5 cm pero menos de 7 cm. • Hay un crecimiento invasivo en la pared torácica, el nervio frénico, el revestimiento externo del pulmón o el revestimiento del corazón. • Hay varios tumores relacionados en el mismo lóbulo del pulmón.
T4	Un tumor T4 puede tener una o más de las siguientes características: • El tumor mide más de 7 cm. • Hay un crecimiento invasivo en el diafragma, la mitad del tórax, el corazón o sus vasos sanguíneos principales, la tráquea o el área debajo de esta, el nervio de la laringe, el esófago o la columna. • Hay tumores relacionados en más de un lóbulo del pulmón.

N = Clasificación del ganglio

La clasificación N describe el crecimiento del cáncer en los ganglios linfáticos cercanos. Los ganglios linfáticos son estructuras pequeñas con forma ovalada que se encuentran en todo el cuerpo y ayudan a combatir las enfermedades. La clasificación N se basa en la extensión del cáncer de pulmón a las siguientes áreas:

- Ganglios linfáticos del pulmón.
- Ganglios linfáticos justo fuera del pulmón.
- Ganglios linfáticos alejados del pulmón.

En la **Guía 6**, encontrará una breve descripción de la clasificación N que se utiliza en este libro.

M = Clasificación de la metástasis

La clasificación M indica si el cáncer se ha extendido al revestimiento que recubre el pulmón o a otros órganos. La extensión del cáncer se llama metástasis.

El cáncer de pulmón tiende a llegar al cerebro, al hígado, a las glándulas suprarrenales y a los huesos, y también puede pasar de un pulmón al otro.

M0 significa que el cáncer no se ha extendido mucho. M1 significa que el cáncer se ha extendido mucho. Existen tres clasificaciones M1 para describir a dónde se ha extendido el cáncer:

- M1a significa que el cáncer se ha extendido mucho en el área del tórax.
- M1b significa que el cáncer se ha extendido a un lugar más allá del tórax.
- M1c significa que el cáncer se ha extendido a más de un lugar más allá del tórax.

Guía 6
Clasificación N para estadificar el cáncer de pulmón

N0	El cáncer no se ha extendido a los ganglios linfáticos.
N1	El cáncer se ha extendido a los ganglios linfáticos del pulmón.
N2	El cáncer se ha extendido a los ganglios linfáticos en uno o ambos de los siguientes lugares: • En medio del tórax junto al pulmón con cáncer. • Debajo de la tráquea.
N3	El cáncer se ha extendido a los ganglios linfáticos en uno o más de los siguientes lugares: • En medio del tórax cerca del otro pulmón. • En el otro pulmón. • Cerca de la clavícula.

Estadificación basada en la clasificación TNM

El estadio del cáncer se determina mediante la clasificación TNM. Las clasificaciones TNM con un mejor pronóstico tienen un estadio más bajo.

Las clasificaciones TNM y el estadio del cáncer correspondiente se detallan en la **Guía 7**.

Guía 7
Estadios del cáncer de pulmón

Estadio del cáncer	Clasificación TNM
1A	T1, N0, M0
1B	T2a, N0, M0
2A	T2b, N0, M0
2B	T3, N0, M0 T1, N1, M0 T2, N1, M0
3A	T3, N1, M0 T4, N0, M0 T4, N1, M0 T1, N2, M0 T2, N2, M0
3B	T3, N2, M0 T4, N2, M0 T1, N3, M0 T2, N3, M0
3C	T3, N3, M0 T4, N3, M0
4A	Cualquier T, cualquier N, M1a Cualquier T, cualquier N, M1b
4B	Cualquier T, cualquier N, M1c

Hay cuatro estadios principales de cáncer de pulmón. Los estadios del cáncer se dividen en subgrupos y se etiquetan con una letra.

- El estadio 1 consiste en los estadios 1A y 1B.
- El estadio 2 consiste en los estadios 2A y 2B.
- El estadio 3 consiste en los estadios 3A, 3B y 3C.
- El estadio 4 consiste en los estadios 4A y 4B.

Todos los cánceres de pulmón se estadifican antes del tratamiento según las pruebas descritas en el *Capítulo 3: Pruebas para detectar el CPCNP en estadio temprano y localmente avanzado*. El estadio previo al tratamiento se denomina estadio clínico.

Si se somete a una cirugía, el cáncer se volverá a estadificar. El segundo estadio se denomina estadio anatomopatológico. Se basa en las pruebas de tejido extraído del cuerpo.

Opciones de tratamiento según el estadio clínico

El estadio clínico es fundamental para planificar el tratamiento primario. Ayuda a predecir la evolución del cáncer y cuál es el mejor tratamiento.

Las opciones de tratamiento primario del CPCNP en estadio temprano y localmente avanzado varían según las clasificaciones T y N:

- El tamaño, la cantidad y la ubicación de los tumores del pulmón influyen en las opciones de tratamiento.
- Las opciones también difieren para los tumores de pulmón que se extendieron más allá de la pared del pulmón y llegaron a otros tejidos. Esto se denomina crecimiento invasivo.

- También es importante determinar qué ganglios linfáticos, si los hay, presentan cáncer.

Las opciones de tratamiento primario según el estadio clínico se detallan en la **Guía 8**.

Su equipo emitirá una recomendación final de tratamiento según otros factores adicionales. Estos factores incluyen cualquier dificultad para el tratamiento, su función pulmonar y su salud general. La recomendación de su equipo también reflejará sus valores y preferencias.

Guía 8
Opciones de tratamiento primario del CPCNP en estadio temprano o localmente avanzado

Estadio clínico	Clasificación TNM	Cirugía	Radioterapia definitiva	Quimiorradiación definitiva
1A	T1, N0, M0	●	●	
1B	T2a, N0, M0	●	●	
2A	T2b, N0, M0	●	●	
2B	T3 (crecimiento no invasivo), N0, M0	●	●	
2B	T3 (crecimiento invasivo), N0, M0 T1, N1, M0 T2, N1, M0	●		●
3A	T3, N1, M0 T4, N0, M0 T4, N1, M0 T1, N2, M0 T2, N2, M0	●		●
3B	T3, N2, M0	●		●
3B	T4, N2, M0 T1, N3, M0 T2, N3, M0			●
3C	T3, N3, M0 T4, N3, M0			●

Un ensayo clínico puede ser una opción

Es posible que pueda recibir un tratamiento del cáncer en un ensayo clínico. Un ensayo clínico es un tipo de estudio de investigación médica. Después de desarrollar y analizar en un laboratorio nuevas formas posibles de combatir el cáncer, es necesario estudiarlas en las personas.

Si en un ensayo clínico se determina que un fármaco, un dispositivo o un método de tratamiento es seguro y eficaz, es posible que lo apruebe la Administración de Alimentos y Medicamentos de los Estados Unidos (FDA).

Todas las personas con cáncer deben considerar atentamente todas las opciones de tratamiento que existen para tratar su tipo de cáncer, incluidos los tratamientos estándares y los ensayos clínicos. Converse con su médico para evaluar si tiene sentido participar en un ensayo clínico.

Fases

La mayoría de los ensayos clínicos sobre el cáncer se centran en el tratamiento y se realizan por fases.

- En los ensayos de **fase 1**, se estudian la seguridad y los efectos secundarios de un medicamento en investigación o un método de tratamiento.
- En los ensayos de **fase 2**, se evalúa el grado en que un medicamento o método actúa contra un tipo de cáncer específico.
- En los ensayos de **fase 3**, se evalúa el fármaco o el método en comparación con el tratamiento estándar. Si los resultados son buenos, puede ser aprobado por la FDA.
- En los ensayos de **fase 4** , se estudian la seguridad y el beneficio de un tratamiento aprobado por la FDA.

"Cuando tenga que decidir sobre su tratamiento, recuerde que aunque algunas decisiones deban tomarse con rapidez, no es conveniente apresurarse. Piense detenidamente en sus opciones y obtenga segundas o incluso terceras opiniones. Cuente con personas de confianza para hablar sobre sus opciones para que sienta comodidad con las decisiones que toma".

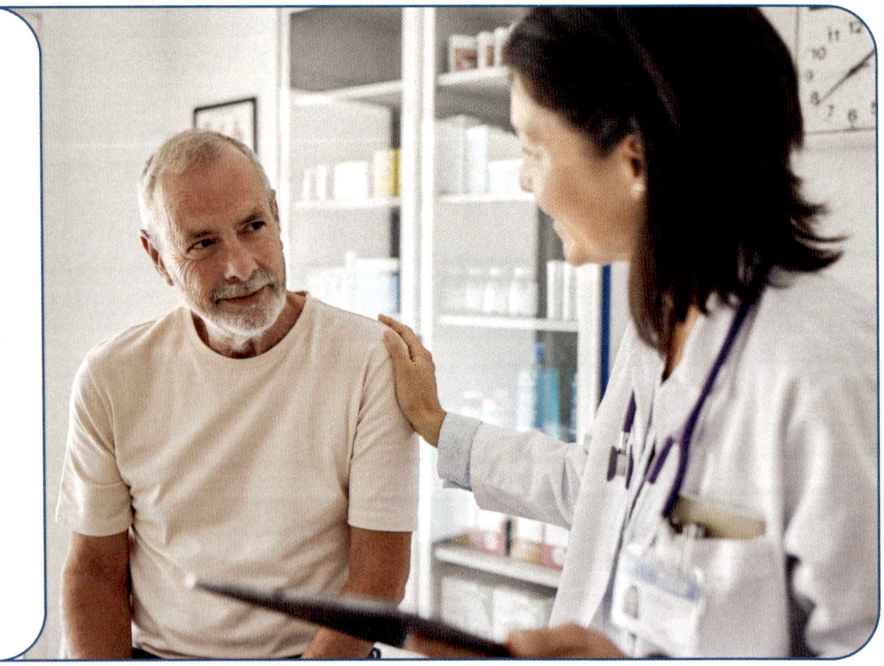

¿Quién puede inscribirse?

Depende de las normas del ensayo clínico, denominadas criterios de elegibilidad. Las reglas pueden referirse a la edad, el tipo y la etapa del cáncer, los antecedentes de tratamiento o el estado de salud general. Estos garantizan que los participantes se asemejen en formas específicas y que el ensayo sea lo más seguro posible para los participantes.

Consentimiento informado

Un equipo de investigación administra los ensayos clínicos. Este grupo de expertos revisará el estudio con usted en detalle, incluidos el propósito, y los riesgos y beneficios de participar. Toda esta información también se proporciona en un formulario de consentimiento informado. Lea el formulario detenidamente y haga preguntas antes de firmarlo. Tómese el tiempo que necesite para conversar con personas de su confianza. Tenga en cuenta que puede dejar el ensayo clínico y recibir tratamiento fuera del ensayo clínico en cualquier momento.

¿Recibiré un placebo?

Los placebos (versiones inactivas de medicamentos reales) casi nunca se usan solos en los ensayos clínicos sobre el cáncer. Es común recibir el placebo con el tratamiento habitual o el medicamento nuevo con el tratamiento estándar. Antes de inscribirse, se le informará, verbalmente y por escrito, si el ensayo clínico tiene previsto el uso de un placebo.

Dónde buscar ensayos clínicos

En los Estados Unidos

Centros oncológicos de NCCN
NCCN.org/cancercenters

The National Cancer Institute (NCI)
cancer.gov/about-cancer/treatment/clinical-trials/search

En el mundo

The U.S. National Library of Medicine (NLM)
clinicaltrials.gov/

¿Necesita ayuda para buscar un ensayo clínico?

Servicio de Información de Cáncer (Cancer Information Service, CIS) del NCI
+1 800.4.CANCER (+1 800.422.6237)
cancer.gov/contact

¿Los ensayos clínicos son gratuitos?

No tiene que pagar nada para inscribirse en un ensayo clínico. El patrocinador del estudio paga los costos relacionados con la investigación, incluido el medicamento del estudio. Pero es posible que tenga que pagar otros servicios, como transporte o servicios de cuidado infantil, debido a las consultas adicionales. Durante el ensayo, continuará recibiendo la atención habitual contra el cáncer. Este tipo de atención a menudo está cubierta por el seguro.

¿Cuál es el siguiente paso?

Ahora que sabe cuáles son sus opciones de tratamiento primario, encuentre más información sobre su tratamiento en los siguientes capítulos.

- Las personas que se someten a una cirugía suelen recibir tratamiento en varias fases, ya que se utiliza más de un tipo de tratamiento. Los procedimientos quirúrgicos y los tratamientos que se realizan con la cirugía se explican en el *Capítulo 6: Cirugía de cáncer de pulmón.*
- Los tipos de radioterapia que se utilizan para curar el cáncer de pulmón se describen en el *Capítulo 7: Radioterapia.*
- Las opciones de quimioterapia que se administran con la radioterapia se enumeran en el *Capítulo 8: Quimiorradiación.*

Puntos clave

- Los tres tratamientos principales del cáncer de pulmón de células no pequeñas (CPCNP) en estadio temprano y localmente avanzado son la cirugía, la radioterapia y la quimiorradiación.
- Sus opciones de tratamiento se basan en una clasificación del crecimiento y la extensión del cáncer antes del tratamiento. Esta clasificación se llama estadio clínico. Hay cuatro estadios.
- La cirugía es un tratamiento estándar para el CPCNP en estadio 1, 2 y 3. Si la cirugía no es una opción, se puede indicar la radioterapia o quimiorradiación como tratamiento.
- Otra opción posible es participar en un ensayo clínico. Un ensayo clínico prueba nuevas formas de detener el cáncer en las personas.

Preguntas para hacer

- ¿Cuál es el estadio clínico del cáncer?
- ¿Cómo determinó el tipo de tratamiento primario que puedo recibir?
- ¿Hay algún ensayo clínico que sea adecuado para mí?

6
Cirugía de cáncer de pulmón

La cirugía es un tratamiento estándar para el cáncer de pulmón, pero el método de tratamiento difiere entre las personas. Lea este capítulo para saber qué tratamiento puede recibir.

Planificación del tratamiento

La cirugía, por sí sola o con otros tratamientos, se utiliza para tratar la mayoría de los cánceres de pulmón de células no pequeñas (CPCNP) en estadio temprano y localmente avanzados. El objetivo del tratamiento quirúrgico es curar el cáncer.

Evaluación para la cirugía

Los expertos de NCCN recomiendan buscar un cirujano torácico con certificación de especialidad y mucha experiencia. La cirugía del cáncer de pulmón debería ser una parte importante de su práctica.

La cirugía puede ser una opción para usted si es posible extraer todo el cáncer de manera segura. Para decidir si puede someterse a una cirugía de manera segura, su cirujano tendrá en cuenta lo siguiente:

- Si el cáncer se encuentra dentro o fuera del pulmón.
- El estado de sus pulmones.
- Su estado de salud general.

El cáncer que se puede extraer de forma segura y completa se denomina cáncer resecable.

Evaluación para el tratamiento perioperatorio

El CPCNP resecable a veces se trata con más de un tipo de tratamiento. Estos otros tratamientos pueden administrarse antes o después de la cirugía y se conocen como tratamiento perioperatorio.

Su equipo de atención médica planificará el tratamiento en función de varios factores, como los siguientes:

- El tipo y estadio del CPCNP.
- Su historial médico, incluso los medicamentos que toma.
- Pruebas de biomarcadores para el nivel de PD-L1, reordenamiento de *ALK* y mutaciones de *EGFR*.

Otros tipos de tratamientos que se utilizan con la cirugía son el tratamiento sistémico, la radioterapia y la quimiorradiación.

Tratamiento sistémico

El tratamiento sistémico se administra comúnmente para el tratamiento perioperatorio. Es un tratamiento de todo el cuerpo con fármacos contra el cáncer. Los tipos de tratamiento sistémico se describen en la **Guía 9**.

El médico oncólogo indica los regímenes farmacológicos para tratar el cáncer. Un régimen consiste en uno o más fármacos que se toman en una dosis, horario y duración específicos.

Radioterapia

La radioterapia a veces se administra después de la cirugía. Trata el cáncer que puede quedar cerca del sitio quirúrgico.

El especialista que planifica la radioterapia se llama radiooncólogo. Los detalles sobre la administración de radioterapia se encuentran en el *Capítulo 7: Radioterapia.*

Quimiorradiación

La quimiorradiación es un tratamiento con quimioterapia y radioterapia.

- La quimiorradiación secuencial es el uso de un tratamiento y, luego, de otro.
- La quimiorradiación concomitante es el uso de ambos tratamientos durante el mismo período.

Obtenga más información en el *Capítulo 8: Quimiorradiación.*

Efectos secundarios del tratamiento

Los efectos secundarios son problemas de salud no deseados causados por el tratamiento.

Todos los tratamientos contra el cáncer causan efectos secundarios. Los efectos secundarios varían de una persona a otra en función del tipo y la duración del tratamiento, así como de las diferencias entre las personas.

El control de los efectos secundarios se detalla en el *Capítulo 4*: *Tratamiento complementario.*

Guía 9
Tratamientos sistémicos utilizados antes o después de la cirugía para el CPCNP

Quimioterapia doble con derivados del platino	• La quimioterapia destruye las células de crecimiento rápido, incluso las células cancerosas. • La quimioterapia doble con derivados del platino consiste en cisplatino o carboplatino y un segundo fármaco. Este segundo fármaco puede ser pemetrexed (Alimta, Pemfexy), paclitaxel, vinorelbina, etopósido (Toposar, Etopophos), gemcitabina (Gemzar, Infugem) o docetaxel (Docivyx, Taxotere). • La quimioterapia se administra mediante un goteo intravenoso lento, llamado infusión, y se realiza en ciclos de días de tratamiento seguidos de días de descanso.
Inhibidores del punto de control inmunitario	• Los inhibidores del punto de control inmunitario restablecen la capacidad de las células T inmunitarias para destruir las células cancerosas. • Atezolizumab (Tecentriq), pembrolizumab (Keytruda), durvalumab (Imfinzi) y nivolumab (Opdivo) son inhibidores del punto de control inmunitario. Se administran mediante infusión en ciclos. • Atezolizumab con hialuronidasa-tqjs (Tecentriq Hybreza) y nivolumab con hialuronidasa-nvhy (Opdivo Qvantig) se administran mediante inyecciones subcutáneas.
Tratamiento dirigido	• Alectinib (Alecensa) y osimertinib (Tagrisso) son tratamientos dirigidos que detienen las señales químicas que indican el crecimiento de las células de cáncer de pulmón. • Ambas son píldoras que pueden tomarse en casa los días de tratamiento del ciclo.

Tratamiento antes de la cirugía

El tratamiento prequirúrgico es un tratamiento que se recibe antes de la cirugía. A veces, se le denomina tratamiento neoadyuvante o tratamiento de inducción.

El estadio clínico del cáncer es un factor importante al planificar el tratamiento prequirúrgico. Por ejemplo, los expertos de NCCN no recomiendan el tratamiento prequirúrgico para los cánceres en estadio 1 porque la cirugía por sí sola ofrece muy buenos resultados.

Tratamiento prequirúrgico en vez de posquirúrgico

Durante años, el tratamiento sistémico se administraba después de la cirugía para muchos cánceres en estadio 2 y 3A. El tratamiento después de la cirugía se llama tratamiento posquirúrgico.

Más recientemente, estos cánceres se han tratado con tratamiento prequirúrgico. Este prolonga la vida al igual que el tratamiento posquirúrgico, pero puede tener efectos secundarios menos graves.

Los expertos de NCCN recomiendan que los equipos de atención médica evalúen el tratamiento prequirúrgico cuando el tumor pulmonar mida al menos 4 centímetros (cm) o el cáncer se haya extendido a los ganglios linfáticos.

Si su equipo recomienda tratamiento prequirúrgico, recibirá lo siguiente:

- Un **inhibidor del punto de control inmunitario y quimioterapia**, como se describe en la **Guía 10**.
- Si los inhibidores del punto de control inmunitario no son una opción, la **quimioterapia doble con derivados del platino**, como se describe en la **Guía 11**.

Guía 10
Inhibidores del punto de control inmunitario y quimioterapia según los tipos de CPCNP

Adenocarcinoma, carcinoma de células grandes y tipos celulares poco frecuentes

Regímenes usados con nivolumab o nivolumab e hialuronidasa-tqjs:

- Carboplatino, paclitaxel
- Cisplatino, pemetrexed
- Cisplatino, paclitaxel
- Carboplatino, pemetrexed

Régimen usado con pembrolizumab:

- Cisplatino, pemetrexed

Regímenes usados con durvalumab:

- Cisplatino, pemetrexed
- Carboplatino, pemetrexed

Carcinoma de células escamosas

Regímenes usados con nivolumab:

- Carboplatino, paclitaxel
- Cisplatino, gemcitabina
- Cisplatino, paclitaxel
- Carboplatino, gemcitabina

Régimen usado con pembrolizumab:

- Cisplatino, gemcitabina

Regímenes usados con durvalumab:

- Carboplatino, paclitaxel
- Cisplatino, gemcitabina
- Carboplatino, gemcitabina

Los regímenes de quimioterapia doble con derivados del platino se agrupan según los niveles de preferencia de NCCN:

- Los **tratamientos preferidos** son los que cuentan con más pruebas de que funcionan mejor y pueden ser más seguros que otros.
- **Otros tratamientos recomendados** pueden no funcionar tan bien como los preferidos, pero también pueden ser útiles para tratar el cáncer.
- **En algunos casos, hay tratamientos específicos** que funcionan mejor para personas con determinadas características del cáncer o circunstancias de salud.

Es posible que se realice otros tratamientos después de la cirugía. Las opciones se analizan más adelante en este capítulo, en la sección llamada *Tratamiento después de la cirugía*.

Reducción del cáncer antes de la cirugía

Para algunos tipos de cáncer de pulmón, se administra tratamiento prequirúrgico para reducir el tamaño del cáncer y facilitar la cirugía.

Tumores invasivos en estadio 2 y 3

Los tumores invasivos se extienden por la pared del pulmón hasta llegar a otros tejidos. Se puede recibir quimiorradiación concomitante o tratamiento sistémico antes de la cirugía en los siguientes casos:

- Cánceres en estadio 2B y 3A con tumores T3 que invadieron tejido cerca del pulmón.
- Cánceres en estadio 3A con tumores T4.

Guía 11
Quimioterapia doble con derivados del platino por tipos de CPCNP

Adenocarcinoma, carcinoma de células grandes y tipos celulares poco frecuentes

Tratamiento preferido:

- Cisplatino, pemetrexed

Otros tratamientos recomendados:

- Cisplatino, vinorelbina
- Cisplatino, etopósido

Tratamientos utilizados en determinados casos:

- Carboplatino, paclitaxel
- Carboplatino, pemetrexed

Carcinoma de células escamosas

Tratamientos preferidos:

- Cisplatino, gemcitabina
- Cisplatino, docetaxel

Otros tratamientos recomendados:

- Cisplatino, vinorelbina
- Cisplatino, etopósido

Tratamientos utilizados en determinados casos:

- Carboplatino, paclitaxel
- Carboplatino, gemcitabina

Tumores del surco superior en estadio 2 y 3

La quimiorradiación concomitante es el primer tratamiento de los tumores del surco superior. Los tumores del surco superior son un subconjunto diferente de cáncer de pulmón invasivo. Comienzan en la parte superior del pulmón y suelen crecer hacia la pared torácica.

No todos estos cánceres se tratarán con cirugía. Si la cirugía no es posible, la quimiorradiación pasa a ser el tratamiento principal y se finaliza con el objetivo de curar el cáncer.

Estadio 3 con cáncer en ganglios N2
El CPCNP en estadio N2 a veces se trata con cirugía. Para que esto sea posible, primero se administra el tratamiento sistémico prequirúrgico o quimiorradiación prequirúrgica para detener el crecimiento del cáncer.

Cómo se extirpa el cáncer de pulmón

Su cirujano programará una cirugía si hay buenas probabilidades de extirpar todo el cáncer. Debe encontrar una manera de extirpar el tumor de modo que quede suficiente tejido de aspecto normal en el borde. Este tejido de aspecto normal se llama margen quirúrgico. El objetivo es que no queden células cancerosas en el margen, de modo que la curación sea más probable.

Métodos para realizar la cirugía

El cirujano extirpará tejido con uno de dos métodos. El método clásico o abierto se llama toracotomía. El método más reciente es una cirugía menos invasiva llamada toracoscopia.

La **toracotomía** se realiza a través de un corte grande entre las costillas. A través del corte, se insertan instrumentos quirúrgicos para extirpar el cáncer. A veces, también es necesario extirpar parte de la costilla.

La **toracoscopia** se realiza a través de varios cortes pequeños entre las costillas. Esta cirugía a veces se denomina cirugía toracoscópica asistida por video porque se realiza utilizando una pequeña cámara de video que se inserta a través de un corte.

Su cirujano puede realizar la toracoscopia utilizando brazos robóticos para controlar los instrumentos quirúrgicos. Este enfoque se denomina cirugía toracoscópica asistida por robot.

Exploración dentro del tórax

Durante la cirugía, su cirujano explorará la parte interna del tórax para observar dónde está creciendo el cáncer. La cirugía permite ver mejor el tumor en comparación con los estudios de diagnóstico por imágenes. Además, durante la cirugía, es posible encontrar áreas de crecimiento que no se observaron en las exploraciones.

Tipos de cirugía de pulmón

El tipo de cirugía que le realizarán depende de dónde haya crecido el tumor y de qué tan bien funcionen sus pulmones.

El pulmón derecho tiene tres partes (lóbulos) y el izquierdo, dos. Algunos tumores se encuentran solo en un lóbulo del pulmón. Otros tumores se extienden de un lóbulo al otro o se extienden fuera del pulmón.

Su cirujano realizara una de estas cinco cirugías en función del lugar en el que haya crecido el tumor:

- La **resección en cuña** extirpa una pequeña parte del lóbulo.
- La **segmentectomía** extirpa una parte grande del lóbulo.
- La **lobectomía** extirpa un lóbulo completo y se prefiere para la mayoría de los cánceres de pulmón.
- La **lobectomía en manguito** extirpa un lóbulo completo y parte de la vía respiratoria principal.
- La **neumonectomía** extirpa el pulmón completo.

Los tumores de pulmón que se hayan extendido más allá de la pared pulmonar hacia otros tejidos se extirparán en una sola pieza. Esta cirugía se denomina resección en bloque.

Tipos de cirugía de ganglios linfáticos

Durante la cirugía, el cirujano también extirpará los ganglios linfáticos que tengan o puedan tener cáncer. Para extirpar los ganglios, es posible que sea necesario mover o cortar algunos órganos. Hay dos tipos de cirugía de ganglios linfáticos:

- Con el muestreo sistemático de ganglios linfáticos, se extirpan algunos ganglios del pulmón y entre los pulmones.
- Mediante una disección de ganglios linfáticos, se extirpa el mayor número posible de ganglios del pulmón y entre los pulmones.

Cirugía de cáncer de pulmón

Hay cinco cirugías habituales para el cáncer de pulmón. Las más comunes son la lobectomía y la neumonectomía, las cuales se describen a continuación. En una lobectomía en manguito, se extirpa un lóbulo y parte de la vía respiratoria principal llamada bronquio. En la resección en cuña y en la segmentectomía, se extirpa solo una parte de un lóbulo.

Lobectomía

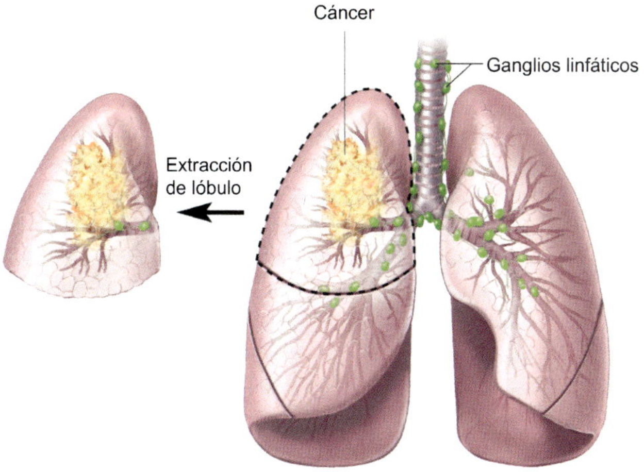

Neumonectomía

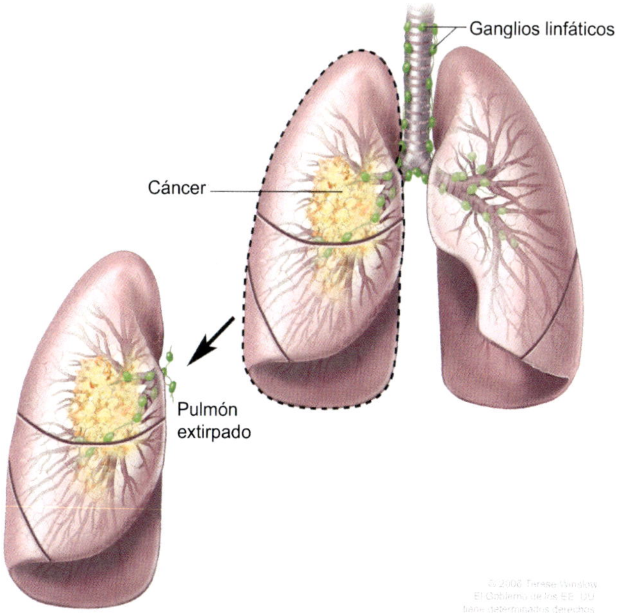

Detección de cáncer en el tejido quirúrgico

Después de la cirugía, su cirujano y anatomopatólogo calificarán el margen quirúrgico que rodea el tumor extirpado:

- **R0** significa que no se encontró cáncer en el margen.
- **R1** significa que se encontró cáncer en el margen con un microscopio.
- **R2** significa que no se extirpó parte del cáncer visible.

El anatomopatólogo también evaluará las muestras de líquido y ganglios linfáticos extirpados para detectar cáncer. Cuando los ganglios linfáticos más alejados del tumor no tienen cáncer, es probable que se hayan extirpado todos los ganglios con cáncer.

La cirugía se describe como una resección completa cuando no hay cáncer en los márgenes quirúrgicos, los ganglios linfáticos más lejanos y el líquido alrededor de los pulmones y el corazón.

Efectos secundarios de la cirugía

Su equipo de atención médica lo ayudará a recuperarse de la cirugía. Le brindará atención para prevenir o aliviar los efectos secundarios.

Los efectos secundarios frecuentes de cualquier cirugía son dolor, hinchazón y cicatrices. El dolor después de una cirugía de pulmón puede ser intenso. El dolor y la inflamación suelen desaparecer en las semanas posteriores a la cirugía.

Margen quirúrgico

Se extirpará el tumor, junto con algo de tejido de aspecto normal que lo rodea. El tejido de aspecto normal se llama margen quirúrgico. El margen quirúrgico se examinará para detectar cáncer. El tratamiento posquirúrgico se basa en si hay cáncer en los márgenes.

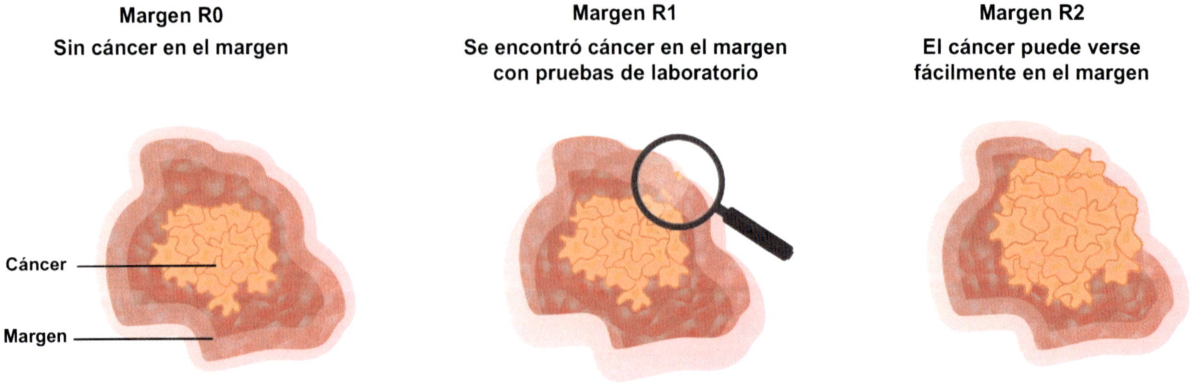

Tratamiento después de la cirugía

Después de la cirugía, es posible que reciba un tratamiento posquirúrgico (también llamado tratamiento adyuvante). El tratamiento posquirúrgico trata el cáncer que puede no haberse extirpado durante la cirugía. Reduce la probabilidad de que el cáncer reaparezca.

Sin cáncer en los márgenes quirúrgicos (R0)

Puede recibir tratamiento posquirúrgico incluso si los márgenes no tienen cáncer. Es posible que quede algo de cáncer en el organismo si no se observó ni detectó en las exploraciones.

Los expertos de NCCN recomiendan quimioterapia posquirúrgica en los siguientes casos:

- Cáncer en estadio 1B con alta probabilidad de reaparición, incluidos los que tienen 4 cm de tamaño.
- Cáncer en estadio 2A con alta probabilidad de reaparición.
- Cáncer en estadio 2B.
- Cáncer en estadio 3.

Los regímenes usados para la quimioterapia posquirúrgica son los mismos que los utilizados para el tratamiento prequirúrgico. Las opciones se enumeran al principio de este capítulo en la **Guía 11**.

Si la quimioterapia posquirúrgica no es una opción, puede recibir un tratamiento dirigido con osimertinib si el cáncer presenta mutaciones de *EGFR*.

Cáncer en los márgenes quirúrgicos (R1, R2)

El tratamiento posquirúrgico es necesario cuando el cáncer se encuentra en los márgenes quirúrgicos. Es muy probable que el cáncer no se haya extirpado por completo.

Las opciones para tratar el cáncer residual después de la cirugía son segunda cirugía, radioterapia y quimiorradiación.

Segunda cirugía

Para los cánceres en estadio 1 y 2, una segunda cirugía para extirpar todo el cáncer es una opción. Se prefiere frente a otras opciones para el estadio 1 y 2A.

Después de la segunda cirugía, los expertos de NCCN recomiendan quimioterapia posquirúrgica en los siguientes casos:

- Cáncer en estadio 1B con alta probabilidad de reaparición, incluidos los que tienen 4 cm de tamaño.
- Cáncer en estadio 2A con alta probabilidad de reaparición.
- Cáncer en estadio 2B.

Radioterapia

La radioterapia es otra forma de tratar cualquier cáncer que aún se encuentre en el cuerpo. Es una opción para los cánceres en estadio 1 y 2A cuando hay probabilidades de que una segunda cirugía cause problemas de salud graves.

Quimiorradiación

Los cánceres en estadio 2A con márgenes R2 a veces se tratan con quimiorradiación en lugar de solo radioterapia.

Si aún no se sometió a la quimiorradiación, es una opción para los cánceres en estadio 2B y 3.

- Se recomienda quimiorradiación secuencial o concomitante para los márgenes R1.
- Se recomienda la quimiorradiación concomitante cuando hay márgenes R2.

Los regímenes usados para la quimiorradiación secuencial se enumeran al principio de este capítulo en la **Guía 11**.

Los regímenes usados con la quimiorradiación concomitante se enumeran en el *Capítulo 8: Quimiorradiación.*

Tratamiento adicional después de la quimioterapia

Los expertos de NCCN recomiendan a los equipos de atención médica evaluar la necesidad de tratamiento adicional cuando los cánceres completamente extirpados midan al menos 4 cm o se hayan extendido a los ganglios linfáticos.

Debido a su tamaño o extensión a los ganglios linfáticos, estos cánceres tienen mayor probabilidad de reaparecer que otros. El tratamiento adicional puede reducir la probabilidad de reaparición.

Cánceres con biomarcadores ALK o EGFR

Los cánceres con reordenamientos de *ALK* o mutaciones de *EGFR* pueden tratarse con tratamiento dirigido:

- Los cánceres con reordenamientos de *ALK* pueden tratarse con alectinib.
- Después de la quimioterapia posquirúrgica, los cánceres con mutaciones de *EGFR* pueden tratarse con osimertinib.

Cánceres sin biomarcadores ALK o EGFR

Los cánceres sin reordenamientos de *ALK* o mutaciones de *EGFR* pueden tratarse con inhibidores del punto de control inmunitario:

Después de la quimioterapia prequirúrgica

- Si recibió durvalumab y quimioterapia antes de la cirugía, se puede reiniciar el tratamiento con durvalumab.
- Si recibió nivolumab y quimioterapia antes de la cirugía, se puede reiniciar el tratamiento con nivolumab. Se pueden usar inyecciones de nivolumab con hialuronidasa-nvhy en lugar de nivolumab intravenoso.
- Si recibió pembrolizumab y quimioterapia antes de la cirugía, se puede reiniciar el tratamiento con pembrolizumab.

Después de la quimioterapia posquirúrgica

- Los cánceres con PD-L1 pueden tratarse con atezolizumab. Se pueden usar inyecciones de atezolizumab y hialuronidasa-tqjs en lugar de atezolizumab intravenoso.
- Después de la quimioterapia posquirúrgica, el cáncer puede tratarse con pembrolizumab.

¿Cuál es el siguiente paso?

Cuando ya no haya signos de cáncer, se le realizarán pruebas continuas para detectar una posible reaparición. Esto se denomina vigilancia y forma parte de la atención de supervivencia.

La atención de supervivencia también se centra en el manejo de los efectos tardíos y a largo plazo del cáncer. Para obtener más información, consulte el *Capítulo 9*: *Atención de supervivencia.*

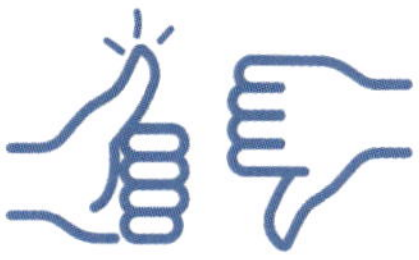

¡Cuéntenos qué opina!

Tómese un momento para completar una encuesta en línea sobre NCCN Guidelines for Patients.
NCCN.org/patients/response

Puntos clave

- Elija un cirujano torácico con certificación de especialidad y con mucha experiencia que pueda extirpar todo el cáncer de forma segura.
- Según el estadio del cáncer y otros factores, es posible que reciba un tratamiento sistémico o quimiorradiación antes de la cirugía.
- Existen varios tipos de cirugía de pulmón que van desde extirpar una parte de un lóbulo hasta extirpar todo el pulmón. También se extirpan los ganglios linfáticos que tengan o puedan tener cáncer.
- La cirugía del cáncer de pulmón puede realizarse mediante uno de dos métodos. Durante la cirugía abierta, el tejido corporal se extirpa a través de un gran corte. La cirugía menos invasiva se realiza a través de varios cortes pequeños.
- El tratamiento posquirúrgico ayuda a evitar que el cáncer regrese. El tipo de tratamiento que recibirá depende de muchos factores, incluso si el cáncer se encuentra en el tejido extirpado del borde del tumor.
- En ocasiones, se administra tratamiento farmacológico adicional después de la quimioterapia para evitar la reaparición de cánceres de alto riesgo. Podría recibir un tipo de tratamiento diferente o reiniciar uno de sus tratamientos anteriores.

Preguntas para hacer

- ¿Cuántas cirugías de cáncer de pulmón ha realizado en el último año?
- ¿Qué tipo de cirugía necesito?
- ¿Recibiré otros tratamientos antes o después de la cirugía?
- Si necesito tratamiento farmacológico, ¿con qué frecuencia lo recibiré y cuándo se administrará?
- ¿Cuáles son los efectos secundarios comunes y graves de mis tratamientos?

"Recorra el camino de a un paso a la vez. Cada recorrido es diferente, y simplemente no sabemos dónde nos llevará".

7 Radioterapia

La radioterapia es un tratamiento común del cáncer de pulmón. Puede administrarse sola para tratar el cáncer de pulmón o en combinación con otros tratamientos. En este capítulo, se explica cuándo se usa la radioterapia y cómo funciona.

Usos de la radioterapia

La radioterapia utiliza partículas o rayos X de alta energía para tratar el cáncer de pulmón. Los rayos X o las partículas dañan las células cancerosas, que mueren o dejan de producir nuevas células cancerosas.

La radioterapia se usa de muchas maneras para tratar el cáncer de pulmón de células no pequeñas (CPCNP) en estadio temprano o localmente avanzado:

- Se utiliza como tratamiento principal (también llamado primario) del cáncer de pulmón en estadio 1 y algunos cánceres de pulmón en estadio 2. Cuando el objetivo es curar el cáncer, se denomina radioterapia definitiva.
- Se utiliza con la cirugía como se describe en el *Capítulo 6: Cirugía de cáncer de pulmón.*
- Se combina con quimioterapia, como se describe en el *Capítulo 8: Quimiorradiación.*

Un radiooncólogo es un experto en el tratamiento del cáncer con radiación. Su médico dirigirá un equipo que diseñará su plan de tratamiento y lo administrará.

Radioterapia

La radioterapia normalmente se aplica con un equipo de gran tamaño. Los rayos X o partículas atraviesan la piel y llegan hasta el tumor. El tejido sano se protege utilizando tipos de tratamiento modernos.

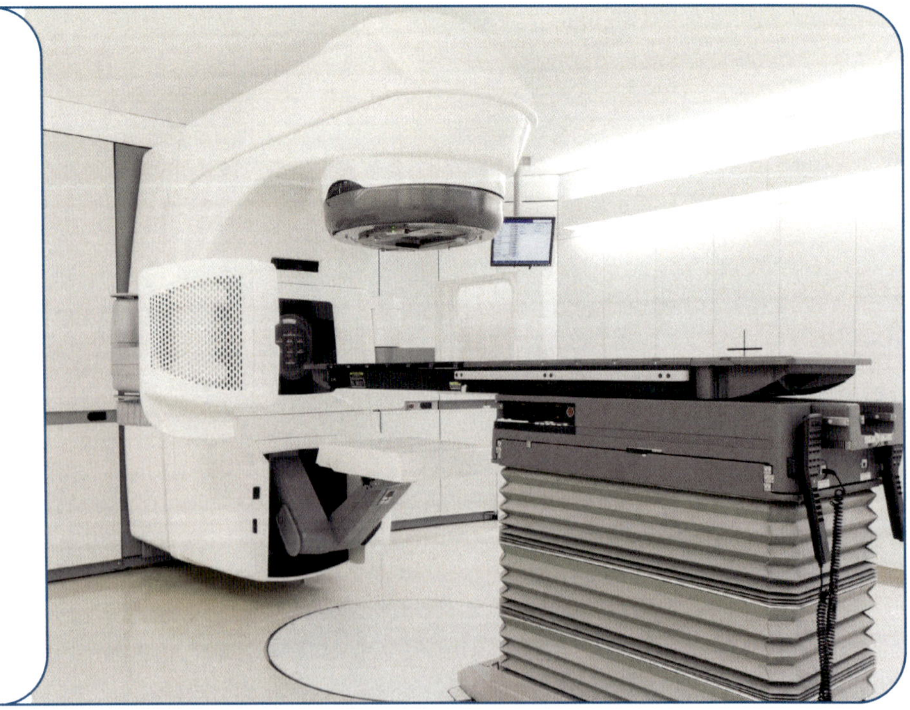

Tipos de radioterapia

La radioterapia de haz externo (RTHE) es el método más utilizado para el cáncer de pulmón. Una gran máquina emite haces de radiación que se adaptan a la forma del tumor. La máquina dirige la dosis más alta de radiación al tumor. El tejido cercano de aspecto normal recibe una dosis mucho más baja.

Existen varias técnicas habituales de RTHE:

- La **radioterapia de intensidad modulada (RIM)** administra haces de rayos X (fotones) que se asemejan mucho a la forma del objetivo y preservan más tejido normal.
- La **radioterapia ablativa estereotáctica (SABR)** trata el cáncer con haces de rayos X (fotones) de dosis altas muy precisos. Administra una dosis muy alta de radiación por tratamiento, por lo que solo se indican unas pocas sesiones de tratamiento. El tratamiento finaliza en un plazo de una a una semana y media.
- La **terapia de protones** trata el cáncer con haces de protones. Los haces de protones administran radiación principalmente dentro del tumor.
- La **radioterapia conformada tridimensional (RTC-3D)** administra un haz de rayos X (fotón) que coincide con la forma del objetivo, pero puede no estar tan enfocado como la RIM. Es un técnica más antigua.

La radioterapia generalmente se administra a diario de lunes a viernes. Las visitas de tratamiento duran aproximadamente 15 minutos en el caso de la RIM y RTC-3D, y de 30 a 45 minutos en el caso de la SABR y terapia de protones. Algunos radiooncólogos administran el tratamiento SABR de 2 a 3 veces por semana.

Curar el cáncer de pulmón con radiación

La RTHE definitiva se utiliza cuando se intenta curar el CPCNP en estadios 1 y 2. Se puede utilizar cualquiera de las técnicas de RTHE descritas, aunque los expertos de NCCN prefieren la SABR para tumores más pequeños. La SABR puede ser una opción para algunos cánceres en estadio 2 con tumores T3 grandes.

Superar los desafíos del tratamiento

Los tumores de pulmón son más difíciles de abordar que otros tumores del cuerpo. Estos suelen moverse cuando usted respira. Para enfrentar estos desafíos, se pueden utilizar métodos avanzados:

- Es posible utilizar la tomografía computarizada de cuatro dimensiones (TC-4D) para la planificación del tratamiento. Es como un video, por lo que su radiooncólogo verá cómo se mueve el tumor cuando usted respira.
- Se pueden utilizar métodos de control de movimiento para mantener el tumor quieto durante el tratamiento.
- En ocasiones, su radiooncólogo puede pedirle que contenga la respiración durante 15 a 20 segundos a la vez para atacar mejor el tumor.

Tratamiento adyuvante

Es posible administrar la quimioterapia adyuvante después de la radioterapia definitiva. Trata el cáncer que la radiación no pudo tratar. Por ejemplo, los tumores grandes y las células cancerosas de aspecto muy anormal pueden haberse extendido a lugares fuera del campo de radiación.

La quimioterapia adyuvante es una opción para el cáncer en estadio 2 con altas probabilidades de reaparecer. Los expertos de NCCN recomiendan a los equipo de atención médica considerar especialmente la quimioterapia para los cánceres en estadio 2 con tumores T2b y T3.

Consulte la Guía 11 en el Capítulo 6 para obtener una lista de los regímenes de quimioterapia utilizados como tratamiento adyuvante.

Efectos secundarios de la radiación

La radioterapia no causa dolor durante una sesión de tratamiento, no sentirá nada en absoluto. Tampoco lo vuelve radiactivo. Sin embargo, la radioterapia puede causar problemas de salud llamados efectos secundarios.

Datos sobre los efectos secundarios

Estos son algunos puntos importantes que debe saber:

- Los efectos secundarios difieren según el tipo de radioterapia. La mayoría de las personas no presentan efectos secundarios con la SABR. La terapia de protones puede provocar cambios en la piel, pero la RIM rara vez los produce.
- Los efectos secundarios de la radioterapia son acumulativos. Esto significa que se acumulan lentamente y empeoran al final del tratamiento.
- Si se combina la quimioterapia con la radioterapia, esto suele causar más efectos secundarios.
- Los efectos secundarios que comienzan durante la radioterapia generalmente mejoran de 2 a 4 semanas después de finalizar el tratamiento.

Tipos de efectos secundarios

Durante el tratamiento, realizará consultas con el radiooncólogo aproximadamente una vez por semana para evaluar posibles efectos secundarios. Estos son algunos efectos secundarios que puede presentar:

- La fatiga es un efecto secundario común de la radioterapia.
- Pueden presentarse cambios en la piel en la zona de tratamiento. A menudo, las personas describen los cambios en la piel como una quemadura solar. Para las personas con piel más oscura, la radiación puede hacer que la piel se oscurezca y que sientan dolor en la zona.
- Al llegar al final del tratamiento, es posible que sienta dolor al tragar debido a la irritación del esófago.
- Aunque no es común, el pulmón puede inflamarse después del tratamiento y causar dificultad para respirar o tos de forma repentina. Estos son síntomas de neumonitis por radiación. Llame a su radiooncólogo inmediatamente si tiene estos síntomas.

El control de los efectos secundarios se detalla en el *Capítulo 4*: *Mejor calidad de vida con tratamientos complementarios.*

¿Cuál es el siguiente paso?

Cuando ya no haya signos de cáncer, se le realizarán pruebas continuas para detectar una posible reaparición. Esto se denomina vigilancia y forma parte de la atención de supervivencia.

La atención de supervivencia también se centra en el manejo de los efectos tardíos y a largo plazo del cáncer. Para obtener más información, consulte el *Capítulo 9*: *Atención de supervivencia.*

Puntos clave

- La radioterapia utiliza partículas o rayos X de alta energía para tratar el cáncer de pulmón.
- La radioterapia se utiliza de varias maneras para tratar el cáncer de pulmón. Cuando se usa para curar el cáncer, se denomina radioterapia definitiva.
- La radioterapia suele administrarse desde fuera del cuerpo mediante una máquina grande.
- Existen varias técnicas para curar el cáncer de pulmón, pero la radioterapia ablativa estereotáctica (SABR) se prefiere para tumores más pequeños.
- Puede recibir quimioterapia para tratar cualquier tipo cáncer que no se haya podido tratar con radioterapia.
- Los efectos secundarios de la radiación se acumulan durante el transcurso del tratamiento y, generalmente, mejoran de 2 a 4 semanas después de finalizarlo.

Preguntas para hacer

- ¿Por qué se administra radioterapia para tratar mi cáncer?
- ¿Puede explicarme cómo eligió el tipo de radioterapia que recibiré?
- ¿Necesito quimioterapia después de la radioterapia?
- ¿Cómo intentará prevenir los efectos secundarios de la radiación?
- ¿Cuáles son los efectos secundarios a largo plazo del cáncer?

8 Quimiorradiación

La quimiorradiación utiliza la potencia de dos tratamientos diferentes para el cáncer. Puede usarse para curar el cáncer de pulmón. Lea este capítulo para conocer las opciones de quimiorradiación.

Usos de la quimiorradiación

La quimiorradiación es un tratamiento del cáncer que combina quimioterapia y radioterapia:

- La **quimioterapia** usa fármacos que detienen el proceso mediante el cual las células producen más células, por lo que afecta a las células de rápido crecimiento como las del cáncer.
- La **radioterapia** utiliza partículas o rayos X de alta energía para dañar las células cancerosas. Las células cancerosas mueren o no pueden producir más células cancerosas.

La quimiorradiación a veces se administra antes o después de la cirugía, como se describe en el *Capítulo 6: Cirugía de cáncer de pulmón.*

La quimiorradiación también puede ser el tratamiento principal (también llamado primario) del cáncer de pulmón localmente avanzado cuando la cirugía no es una opción. Cuando el objetivo es curar el cáncer, se denomina quimiorradiación definitiva.

Tipos de quimioterapia

Los médicos llamados médicos oncólogos indican la quimioterapia. Un régimen de quimioterapia consiste en uno o más fármacos que se toman en una dosis, horario y duración específicos.

Para el cáncer de pulmón de células no pequeñas (CPCNP), se suele recibir más de un tipo de quimioterapia. Con frecuencia, el cisplatino o el carboplatino se usan junto con otro fármaco. Esto se denomina quimioterapia doble con derivados del platino.

Quimioterapia

La quimioterapia para el cáncer de pulmón es un líquido que se inyecta por vía venosa. Algunas inyecciones se aplican en el brazo o la mano, mientras que otras se realizan a través de un dispositivo implantado denominado puerto. Una infusión es un goteo lento controlado por una bomba que puede durar horas.

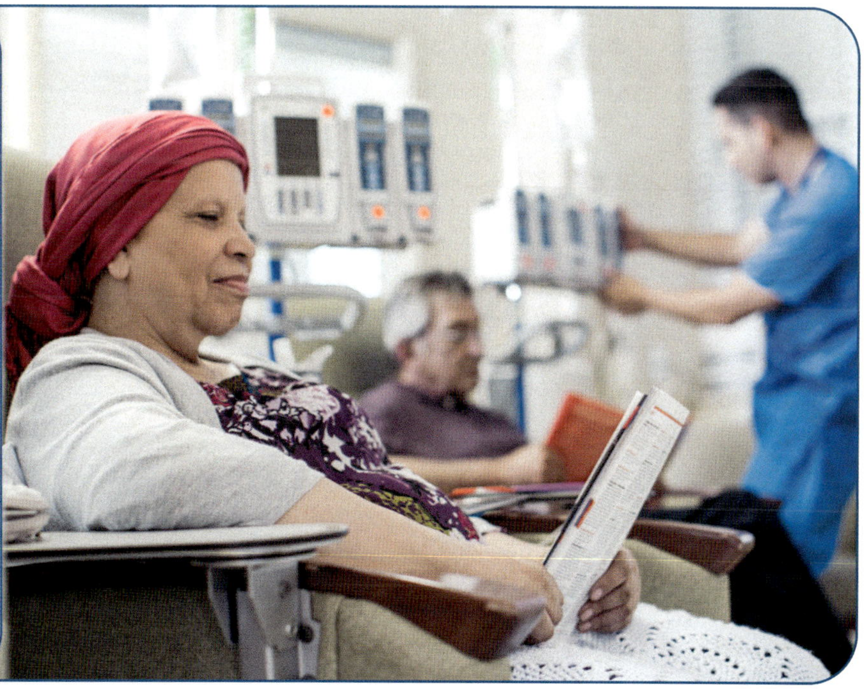

No recibirá quimioterapia todos los días. Al contrario, la quimioterapia se administra en ciclos con días de tratamiento seguidos de días de descanso. Estos ciclos le dan a su cuerpo la oportunidad de recuperarse después de recibir quimioterapia.

Deberá acudir a un centro de tratamiento para recibir la quimioterapia. La quimioterapia se inyectará lentamente por vía venosa. Esto se llama infusión. La quimioterapia se desplaza en el torrente sanguíneo para tratar el cáncer en todo el cuerpo.

Curar el cáncer de pulmón con quimiorradiación

La quimiorradiación definitiva es una opción de tratamiento para algunos cánceres en estadio 2B y 3.

Existen dos esquemas para administrar la quimiorradiación:

- La **quimiorradiación concomitante** significa que la quimioterapia y la radioterapia se administran al mismo tiempo.
- La **quimiorradiación secuencial** significa que primero completará la quimioterapia y, luego, recibirá radioterapia. Se puede seguir este esquema si es probable que el tratamiento concomitante sea demasiado perjudicial para usted.

Esquemas de radioterapia

Generalmente, la radioterapia se administra en 30 a 35 dosis pequeñas, llamadas fracciones, durante 6 a 7 semanas. En la quimiorradiación secuencial, algunas personas reciben cerca de 15 fracciones de dosis más altas.

Conozca más detalles sobre la administración de radioterapia en el *Capítulo 7: Radioterapia.*

Opciones de quimioterapia para la quimiorradiación

Los regímenes de quimioterapia usados para la quimiorradiación se enumeran en la **Guía 12**.

Los regímenes se agrupan según los niveles de preferencia de NCCN:

- Los **tratamientos preferidos** son los que cuentan con más pruebas de que funcionan mejor y pueden ser más seguros que otros.
- **Otros tratamientos recomendados** pueden no funcionar tan bien como los preferidos, pero también pueden ser útiles para tratar el cáncer.
- **En algunos casos, hay tratamientos específicos** que funcionan mejor para personas con determinadas características del cáncer o circunstancias de salud.

Tratamiento de consolidación

Los objetivos de la consolidación son reforzar los resultados del tratamiento y mejorar las posibilidades de curación.

Hay dos opciones para el tratamiento de consolidación después de la quimiorradiación concomitante definitiva:

- Osimertinib (Tagrisso) para los cánceres de pulmón **con** una deleción del exón 19 o una mutación L858R del exón 21 de *EGFR*.
- Durvalumab (Imfinzi) para los cánceres de pulmón **sin** una deleción del exón 19 o una mutación L858R del exón 21 de *EGFR*.

Osimertinib es un fármaco oncológico conocido como un inhibidor de la cinasa de EGFR. EGFR es una proteína celular que ayuda a iniciar el crecimiento de las células. Osimertinib detiene la actividad de EGFR y, a su vez, reduce la cantidad de células cancerosas nuevas que se producen. Es una píldora que puede tomarse en casa.

Durvalumab es un fármaco oncológico conocido como un inhibidor del punto de control inmunitario. Permite que las células T inmunitarias ataquen a las células cancerosas. Se administra mediante infusión.

Efectos secundarios del tratamiento

Los efectos secundarios son problemas de salud no deseados causados por el tratamiento. Suelen ser diferentes entre las personas según el tipo y la duración del tratamiento, así como según cada persona.

Los efectos secundarios de la quimioterapia se deben a la muerte de células normales de rápido crecimiento. Algunos ejemplos incluyen náuseas y vómitos, anemia y caída del cabello. Los efectos secundarios suelen ser más negativos con la quimiorradiación concomitante en comparación con los de la quimiorradiación secuencial.

Guía 12
Regímenes de quimiorradiación para tratar el CPCNP

	Quimiorradiación secuencial	Quimiorradiación concomitante
Adenocarcinoma, carcinoma de células grandes y tipos celulares poco frecuentes	Tratamientos preferidos: • Cisplatino, pemetrexed Otros tratamientos recomendados: • Cisplatino, vinorelbina • Cisplatino, etopósido Tratamientos utilizados en determinados casos: • Carboplatino, paclitaxel • Carboplatino, pemetrexed	Tratamientos preferidos: • Carboplatino, pemetrexed • Cisplatino, pemetrexed • Carboplatino, paclitaxel • Cisplatino, etopósido
	Quimiorradiación secuencial	**Quimiorradiación concomitante**
Carcinoma de células escamosas	Tratamientos preferidos: • Cisplatino, gemcitabina • Cisplatino, docetaxel Otros tratamientos recomendados: • Cisplatino, vinorelbina • Cisplatino, etopósido Tratamientos utilizados en determinados casos: • Carboplatino, paclitaxel • Carboplatino, gemcitabina	Tratamientos preferidos: • Carboplatino, paclitaxel • Cisplatino, etopósido

Los inhibidores del punto de control inmunitario pueden hacer que las células inmunitarias ataquen las células sanas de su cuerpo. Los efectos secundarios incluyen erupción, dolor de boca y fatiga.

El control de los efectos secundarios se detalla en el *Capítulo 4*: *Mejor calidad de vida con tratamientos complementarios*.

¿Cuál es el siguiente paso?

Cuando ya no hay signos de cáncer, se inicia la vigilancia. Este paso consiste en pruebas continuas para detectar la reaparición del cáncer. Forma parte de la atención de supervivencia. La atención de supervivencia también se centra en el manejo de los efectos tardíos y a largo plazo del cáncer. Para obtener más información, consulte el *Capítulo 9*: *Atención de supervivencia*.

Puntos clave

- La quimiorradiación es el tratamiento con quimioterapia y radioterapia. Puede usarse para tratar de curar el cáncer de pulmón.
- La quimioterapia para el cáncer de pulmón suele consistir en un fármaco elaborado con platino y otro fármaco. Se infunde lentamente por vía venosa.
- Para la quimiorradiación, la quimioterapia y la radioterapia generalmente se administran al mismo tiempo, pero a veces se administra primero la quimioterapia.
- Se puede recibir más tratamiento después de la quimiorradiación para mejorar las posibilidades de curación. Esto se denomina consolidación.

Preguntas para hacer

- ¿Cómo decidió cuál es el mejor tipo de quimiorradiación para mí?
- ¿Cuál es el cronograma, o ciclos, de la quimioterapia?
- ¿Necesito un tratamiento de consolidación?
- ¿Cuáles son los efectos secundarios comunes y graves de mis tratamientos?

9

Atención de supervivencia

La atención de supervivencia suele comenzar después de finalizar el tratamiento inicial del cáncer. Se centra en el impacto amplio y duradero del cáncer y su tratamiento. La atención de supervivencia brindará ayuda para la recuperación del cáncer y la prevención de enfermedades.

Control de su salud

Cuando comienza la atención de supervivencia, es muy importante que sus profesionales de atención médica colaboren para brindarle atención continua y coordinada. En esta etapa, consultará con su profesional de atención primaria con mayor frecuencia y también con especialistas no oncológicos.

Recomendaciones de la NCCN:

- Control de rutina de la presión sanguínea, el colesterol y la glucosa.
- Exámenes dentales de rutina.
- Prueba de densidad ósea si es necesario.
- Rehabilitación pulmonar si es necesario.

También tendrá visitas de seguimiento con su equipo de atención oncológica. Le realizarán pruebas de detección del cáncer y evaluarán los efectos secundarios, como se explica a continuación.

Pruebas de detección del cáncer

Aunque el cáncer de pulmón de células no pequeñas (CPCNP) a veces puede curarse, es muy importante controlar su reaparición. La reaparición del cáncer se denomina recurrencia. También es importante realizarse controles para otros tipos de cáncer.

Rehabilitación pulmonar

Como parte de la atención de supervivencia, es posible que consulte a más especialistas médicos. Las personas con enfermedad pulmonar obstructiva crónica (EPOC) o hipertensión pulmonar suelen recibir rehabilitación pulmonar. Si se sometió a una cirugía de pulmón, su equipo podría indicarle una rehabilitación pulmonar.

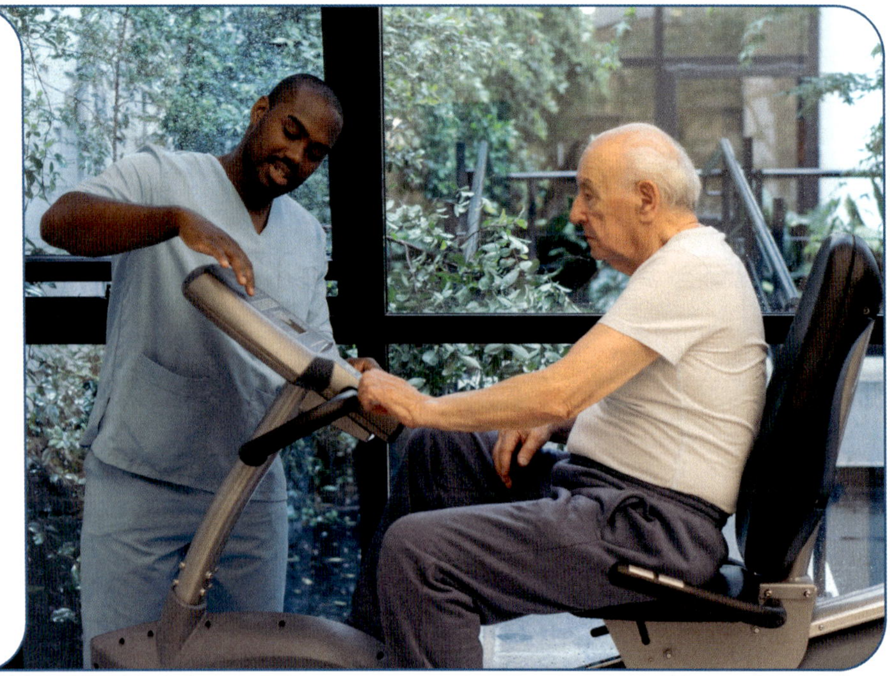

Vigilancia de la recurrencia

La atención de supervivencia incluye un cronograma de visitas médicas y pruebas para controlar la recurrencia. Estos controles periódicos para detectar recurrencias se denominan vigilancia. La vigilancia comienza cuando ya no hay signos de cáncer después de haber recibido el tratamiento.

Si su equipo de atención médica detecta una recurrencia a tiempo, podrá iniciar un tratamiento oportuno. Deberá actualizar sus antecedentes médicos, realizarse exámenes físicos y someterse a exploraciones por tomografía computarizada (TC). A algunas personas, se les puede realizar una exploración por resonancia magnética (RM) del cerebro. En la **Guía 13**, se describe un cronograma de las pruebas de vigilancia.

Exámenes de detección para cánceres secundarios

Puede correr riesgo de padecer un segundo cáncer. Cualquier persona que haya recibido tratamiento y se haya curado de un cáncer de

Guía 13
Vigilancia después del tratamiento del cáncer de pulmón de células no pequeñas

Cánceres en estadio 1 o 2 que no fueron tratados con radioterapia	Cada 6 meses durante 2 a 3 años, consulte a su equipo de atención médica para realizarse lo siguiente: • Antecedentes médicos. • Examen físico. • Exploración por TC del tórax con o sin medio de contraste. Si los resultados son normales, se deben repetir todos los años: • Antecedentes médicos. • Examen físico. • TC de dosis baja del tórax.
Cánceres en estadio 1 o 2 que se trataron con radioterapia **Todos los cánceres en estadio 3**	Cada 3 a 6 meses durante 3 años, consulte a su equipo de atención médica para realizarse lo siguiente: • Antecedentes médicos. • Examen físico. • TC del tórax con o sin medio de contraste. Si los resultados son normales, se deben repetir cada 6 meses durante 2 años: • Antecedentes médicos. • Examen físico. • Exploración por TC del tórax con o sin medio de contraste. Si los resultados de las pruebas siguen siendo normales, se deben repetir todos los años: • Antecedentes médicos. • Examen físico. • TC de dosis baja del tórax.

pulmón corre el riesgo de volver a presentarlo. Además, un segundo cáncer es un posible efecto tardío de algunos tratamientos contra el cáncer.

Puede encontrar más información sobre los segundos cánceres en *NCCN Guidelines for Patients: Atención a los sobrevivientes para los efectos tardíos y a largo plazo relacionados con el cáncer,* disponible en NCCN.org/patientguidelines y en la aplicación NCCN Patient Guides for Cancer.

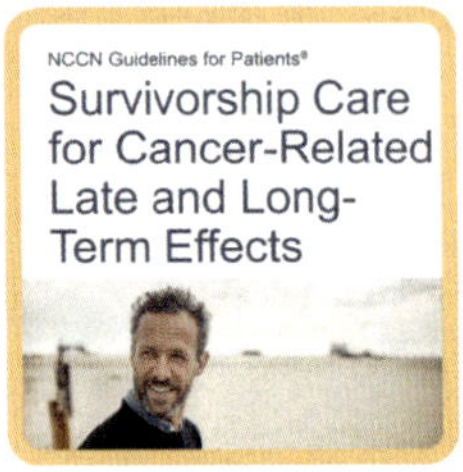

La detección del cáncer implica una prueba de rutina para detectar el cáncer antes de que comiencen los síntomas. Puede inscribirse en un programa de detección si tiene un riesgo promedio de cáncer de próstata, mama, cuello de útero, colorrectal y de piel.

Control de los efectos físicos y mentales

Como se explica en el Capítulo 4, el cáncer y su tratamiento pueden causar problemas de salud no deseados. Estos problemas se denominan complicaciones, eventos adversos o efectos secundarios.

Muchos efectos secundarios del tratamiento se resuelven rápidamente una vez finalizado. Sin embargo, durante la atención de supervivencia, su equipo continuará evaluando los efectos secundarios.

Los efectos a largo plazo comienzan durante el tratamiento y persisten una vez finalizado. Con menor frecuencia, los efectos tardíos del cáncer o del tratamiento comienzan mucho después de la finalización de este.

En *NCCN Guidelines for Patients: Atención a los sobrevivientes para los efectos tardíos y a largo plazo relacionados con el cáncer*, se describe el control de diversos efectos, como los siguientes:

- Enfermedad cardíaca.
- Linfedema.
- Quimiocerebro.
- Fatiga y trastornos del sueño-vigilia.
- Dolor.
- Malestar emocional y salud mental.

Abordaje de las necesidades sociales y económicas

Es posible que tenga necesidades sociales y económicas durante o después del tratamiento del cáncer de pulmón. Como parte de la atención de supervivencia, su equipo de atención médica seguirá preguntándole sobre su alimentación, vivienda, seguro médico y otras necesidades.

Un problema común durante la supervivencia es decidir si debe regresar al trabajo. Sus profesionales de atención médica pueden brindarle ayuda. La información sobre el regreso al trabajo se encuentra en *NCCN Guidelines for Patients: Atención a los sobrevivientes para los efectos tardíos y a largo plazo relacionados con el cáncer.*

Prevención de enfermedades

Otra parte de la atención de supervivencia es la prevención de enfermedades. En esta sección, se incluyen recomendaciones de expertos en cáncer de pulmón de NCCN.

Vacunas

Muchas vacunas previenen infecciones de forma segura en los sobrevivientes de cáncer de pulmón. Puede recibir las siguientes vacunas según sea necesario:

- Vacuna anual contra la gripe.
- Vacuna contra COVID-19.
- Vacuna contra el herpes zóster.
- Vacuna antineumocócica con revacunación.
- Vacuna contra la hepatitis.

Vida sana

Es importante que todas las personas inicien o mantengan un estilo de vida saludable, pero es aún más importante para las que han tenido cáncer. Una vida sana puede mejorar su salud y bienestar. También puede ayudar a prevenir que el cáncer reaparezca.

Los objetivos comunes para una vida saludable incluyen lo siguiente:

- Dejar de fumar.
- Mantener la actividad física y evitar la inactividad.
- Consumir alimentos saludables y tomar poco o nada de alcohol.
- Controlar el peso corporal para mantener o mejorar la salud.
- Usar protector solar diariamente.

Puede encontrar más información sobre cómo evitar hábitos poco saludables en *NCCN Guidelines for Patients: Atención a los sobrevivientes para una vida saludable.*

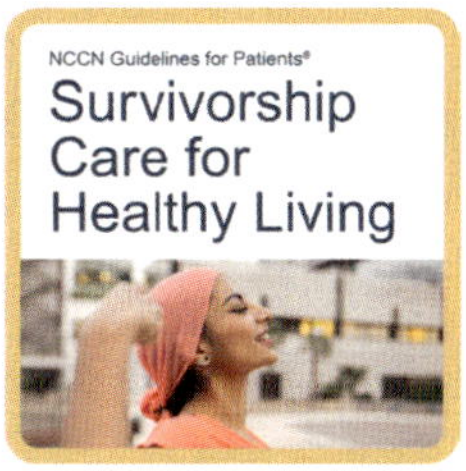

¿Cuál es el siguiente paso?

Es común tener muchas inquietudes sobre el cáncer. Su equipo de atención médica le brindará apoyo. Se enumeran otros recursos de apoyo en el *Capítulo 10: Otros recursos.*

"Empecé a ver a un terapeuta durante mi tratamiento y lo he continuado hasta el día de hoy. Hay muchos pensamientos que rondan por la cabeza tanto antes, durante como después del tratamiento. Es de mucha ayuda poder contar con alguien para hablar. Muchos de mis amigos y familiares no entienden lo que es tener cáncer, así que busqué lugares donde pudiera hablar con sobrevivientes. Empecé a asistir a grupos de apoyo locales y también me uní a varios grupos de apoyo en Facebook".

Puntos clave

- Es importante que sus profesionales de atención médica trabajen juntos para abordar todas sus necesidades.
- Se le realizarán pruebas periódicas para detectar la reaparición del cáncer de pulmón y de nuevos cánceres.
- Su equipo evaluará los efectos secundarios actuales, así como los nuevos, durante las visitas de seguimiento. También le preguntarán si tiene dificultades sociales y económicas.
- Una vida sana y las vacunas al día pueden mejorar su salud y prevenir enfermedades.

Preguntas para hacer

- ¿Cómo coordinará la atención con los demás profesionales de atención médica?
- ¿Cómo se pueden prevenir o tratar los efectos secundarios tardíos?
- ¿Con quién puedo hablar para recibir ayuda con el pago de facturas, la reincorporación al trabajo y otras necesidades?
- ¿Qué vacunas necesito?
- ¿Qué objetivos de vida sana me recomienda?

10
Otros recursos

¿Quiere saber más? Aquí le explicamos cómo obtener ayuda adicional.

Qué más hay que saber

Este libro puede ayudarle a mejorar su atención oncológica. En él, se explican con claridad las recomendaciones de los expertos y se sugieren preguntas que puede hacerle a su equipo de atención médica. Pero no es el único recurso que tiene.

Puede recibir tanta información y ayuda como necesite. A muchas personas les interesa saber más sobre los siguientes temas:

- Tener detalles de su tipo de cáncer y tratamiento.
- Encontrar un proveedor de atención que sea experto en cáncer de pulmón.
- Obtener una segunda opinión.
- Formar parte de un equipo de atención médica.
- Contar con grupos de apoyo en la comunidad y en línea.

Qué más hacer

Su centro de salud puede ayudar con los próximos pasos. Suelen disponer de recursos *in situ* para ayudar a satisfacer sus necesidades y encontrar respuestas a sus preguntas. Los centros de salud también pueden informarle de los recursos existentes en su comunidad.

Además de la ayuda de sus profesionales de atención médica, los recursos enumerados en la siguiente sección proporcionan apoyo a muchas personas como usted. Consulte la lista y visite los sitios web que se indican para obtener más información sobre estas organizaciones.

Dónde obtener ayuda

American Lung Association
lung.org/lung-health-diseases/lung-disease-lookup/lung-cancer

Bag It
Bagitcancer.org

Cancer*Care*
Cancercare.org

Cancer Hope Network
cancerhopenetwork.org

Cancer Survivor Care
Cancersurvivorcare.org

Caring Ambassadors Program, Inc.
LungCancerCAP.org

Free Me from Lung Cancer
freemefromlungcancer.org

Go2 Foundation para cáncer de pulmón
go2foundation.org

Imerman Angels
Imermanangel.org

LiveLung (Dusty Joy Foundation)
dustyjoy.org

LUNGevity
lungevity.org

Lung Cancer Action Network (LungCAN)
lungcan.org

Lung Cancer Research Foundation
lungcancerresearchfoundation.org

National Coalition for Cancer Survivorship
canceradvocacy.org

Triage Cancer
triagecancer.org

Preguntas para hacer

- ¿Cómo puedo encontrar un profesional de atención médica experto en cáncer de pulmón?
- ¿Cuáles son los pasos para recibir una segunda opinión?
- ¿Cuál es mi rol en la toma de decisiones sobre la mejor atención del cáncer para mí?
- ¿Cómo me conecto con los demás para crear un sistema de apoyo?

Palabras que debe conocer

adenocarcinoma
Un cáncer de las células que recubren los órganos y producen líquidos u hormonas.

anatomopatólogo
Médico experto en el análisis de células para descubrir enfermedades.

antecedentes médicos
Informe de todos sus eventos de salud y medicamentos.

aspiración transtorácica con aguja (TTNA)
Procedimiento por el que se extraen muestras de tejido con una aguja fina guiada a través de las costillas.

atención de supervivencia
Intervenciones para mejorar la salud y el bienestar de las personas que tienen o han tenido cáncer.

biopsia
Procedimiento mediante el cual se toman muestras de fluidos o tejidos para analizarlas y detectar una enfermedad.

broncoscopia
Procedimiento para ver el interior de las vías respiratorias con un dispositivo que se introduce a través de la garganta.

broncoscopia por ecografía endobronquial (EBUS) radial
Procedimiento para trabajar dentro del pulmón con un dispositivo de imágenes guiado por la tráquea.

broncoscopio
Dispositivo que se guía a través de la garganta para ver el interior de las vías respiratorias.

cáncer de pulmón de células no pequeñas (CPCNP)
Cáncer que comienza en células pulmonares que no son pequeñas.

carcinoma
Cáncer de las células que recubren las superficies internas o externas del cuerpo.

carcinoma de células escamosas
Tipo de cáncer de células delgadas y planas que recubren la superficie de los órganos.

carcinoma pulmonar de células grandes
Cáncer de células pulmonares que carece de características para clasificarse como otro tipo de cáncer de pulmón.

certificación de especialidad
Estado de los médicos que han finalizado su capacitación y aprobaron los exámenes en un campo especializado de la medicina.

cirugía
Una operación para extirpar o reparar una parte del cuerpo.

cirugía toracoscópica asistida por robot (RATS)
Método para realizar una cirugía llamada toracoscopia.

cirugía toracoscópica asistida por video (VATS)
Método para realizar una cirugía llamada toracoscopia.

cirujano torácico
Médico experto en cirugía de los órganos dentro del tórax.

contraste
Sustancia que se coloca en el cuerpo para que las imágenes que se toman en las exploraciones de diagnóstico sean más claras.

detección del cáncer
Estudios de rutina para detectar cáncer en personas sin síntomas.

diagnóstico
Identificación de una enfermedad basada en pruebas.

ecografía
Procedimiento que usa ondas sonoras para tomar imágenes del interior del cuerpo.

ecografía endobronquial (EBUS)
Procedimiento que toma imágenes detalladas del interior del cuerpo con un dispositivo que se introduce por la tráquea.

ecografía endoscópica (EE)
Procedimiento que toma imágenes detalladas del interior del cuerpo con un dispositivo que se introduce por la garganta.

efecto secundario
Respuesta física o emocional insalubre o desagradable frente al tratamiento.

enfermedad pulmonar obstructiva crónica (EPOC)
Daño pulmonar o demasiada mucosidad que dificulta la respiración.

ensayo clínico
Tipo de investigación para evaluar la eficacia de pruebas o tratamientos sanitarios en las personas.

esófago
Órgano en forma de tubo entre la boca y el estómago.

estadio anatomopatológico
Clasificación de la extensión del cáncer según los estudios realizados después del tratamiento.

estadio clínico
Clasificación de la extensión del cáncer antes de iniciar el tratamiento.

estadio del cáncer
Clasificación del pronóstico del cáncer en función de su crecimiento y extensión.

examen físico
Revisión del cuerpo por parte de un médico para descubrir signos de enfermedad.

factor de riesgo
Todo lo que aumenta la posibilidad de un evento.

FDA
Administración de Alimentos y Medicamentos.

FDG
Fluorodesoxiglucosa.

ganglio linfático
Pequeña estructura en forma de frijol que combate las enfermedades.

hemograma completo (HC)
Prueba de laboratorio que mide los componentes de la sangre.

invasión
Crecimiento del cáncer de la zona en la que comenzó a otro tipo de tejido.

lobectomía
Operación en la que se extirpa un lóbulo completo de un órgano.

lobectomía en manguito
Operación que extirpa todo el lóbulo y parte del bronquio.

lóbulo
Una división claramente visible en un órgano.

margen quirúrgico
Tejido de aspecto normal alrededor de un tumor que se extirpó durante una operación.

mediastino
Área del tórax situada entre los pulmones.

mediastinoscopia
Procedimiento en el tórax con un dispositivo que se pasa a través de un pequeño corte en la piel.

metástasis
Diseminación de las células cancerosas del primer tumor a un nuevo sitio.

NCCN
National Comprehensive Cancer Network

neumólogo
Médico experto en enfermedades pulmonares.

neumonectomía
Operación en la que se extirpa todo el pulmón.

nódulo
Masa pequeña de tejido.

nódulo no sólido
Masa pequeña de tejido de baja densidad.

nódulo parcialmente sólido
Masa pequeña de tejido con áreas de baja y alta densidad.

nódulo sólido
Masa pequeña de tejido de alta densidad.

pared torácica
Revestimiento de músculo, hueso y grasa que protege los órganos vitales.

perfil bioquímico
Análisis de laboratorio de la cantidad de 8 sustancias químicas en una muestra de sangre. También llamado panel metabólico.

pronóstico
Evolución o resultado probables de una enfermedad de acuerdo con las pruebas.

pruebas de función pulmonar
Una serie de pruebas respiratorias para evaluar la fuerza de los pulmones.

quimiorradiación
Tratamiento del cáncer con fármacos que destruyen las células y rayos de alta energía.

quimioterapia
Tratamiento con medicamentos contra el cáncer que eliminan las células de crecimiento rápido.

radiólogo torácico
Médico experto en interpretación de estudios de diagnóstico por imágenes del tórax.

radiooncólogo
Un médico que es un experto en el tratamiento del cáncer con radiación.

radioterapia
Tratamiento que utiliza energía intensa para destruir las células cancerosas.

radioterapia ablativa estereotáctica (SABR)
Tratamiento con altas dosis de radiación que se administra en una o pocas sesiones. También se denomina radioterapia estereotáctica corporal.

radioterapia conformada tridimensional (3D-CRT)
Tratamiento con radiación que usa haces que coinciden con la forma del tumor.

radioterapia de haz externo (RTHE)
Radioterapia que se aplica desde un equipo que se encuentra fuera del cuerpo.

radioterapia de intensidad modulada (RTIM)
Tratamiento con radiación que utiliza pequeños haces de diferentes intensidades.

resección en cuña
Operación que extirpa una pequeña parte del lóbulo.

resonancia magnética (RM)
Estudio que usa ondas sonoras e imanes potentes para tomar fotografías del interior del cuerpo.

RTC-3D
Radioterapia conformada tridimensional.

segmentectomía
Operación que extirpa gran parte de un lóbulo.

terapia de protones
Radioterapia que usa protones para tratar una enfermedad. También se lo llama terapia de hadrones.

tomografía computarizada (TC)
Estudio que usa rayos x de varios ángulos para tomar imágenes del interior del cuerpo.

tomografía computarizada de cuatro dimensiones (TC-4D)
Estudio que graba un video del interior del cuerpo.

tomografía computarizada de dosis baja (TCDB)
Prueba que combina pequeñas cantidades de radiación para tomar imágenes del interior del cuerpo.

tomografía por emisión de positrones (TEP)
Estudio que utiliza material radioactivo para ver la forma y la función de partes del cuerpo.

tomografía por emisión de positrones/ tomografía computada (TEP/TC)
Un estudio que utiliza dos métodos de obtención de imágenes para ver la forma y la función del tejido.

toracoscopia
Procedimiento para realizar intervenciones en el tórax con un dispositivo que se pasa a través de un pequeño corte en la piel.

tratamiento complementario
Atención del cáncer que incluye el alivio de los síntomas, pero no el tratamiento contra el cáncer. En ocasiones, también se le llama cuidados paliativos.

tratamiento dirigido
Un tratamiento con fármacos que impiden el proceso de crecimiento específico de las células cancerosas.

tratamiento posquirúrgico
Tratamiento que se administra después del tratamiento principal para evitar que el cáncer regrese, también llamado tratamiento adyuvante.

tratamiento prequirúrgico
Tratamiento contra el cáncer que se administra antes del tratamiento principal. También se llama tratamiento neoadyuvante.

tumor del surco superior
Una masa de células cancerosas que comienza en la parte superior del pulmón y crece fácilmente hacia la pared torácica.

tumor primario
La masa principal de un determinado tipo de célula cancerosa.

Colaboradores de NCCN

Esta guía para pacientes se basa en NCCN Clinical Practice Guidelines in Oncology (NCCN Guidelines®) para el tratamiento del cáncer de pulmón de células no pequeñas, versión 3.2025. Fue adaptada, revisada y publicada con la colaboración de las siguientes personas:

Dorothy A. Shead, máster en Ciencias
Directora ejecutiva de Operaciones de Información para Pacientes

Laura J. Hanisch, Estudios avanzados en Psicología
Directora del Programa de información para pacientes

Susan Kidney
Especialista ejecutiva en Diseño Gráfico

La Guía NCCN Clinical Practice Guidelines in Oncology (NCCN Guidelines®) para pacientes con cáncer de pulmón de células no pequeñas, versión 3.2025 fue elaborada por los siguientes miembros del panel de NCCN:

Dr. Gregory J. Riely, doctor en Medicina/ presidente
Memorial Sloan Kettering Cancer Center

Dr. Douglas E. Wood, vicepresidente
Fred Hutchinson Cancer Center

Dra. Dara L. Aisner, doctora en Medicina
University of Colorado Cancer Center

Dr. Wallace Akerley
Huntsman Cancer Institute, University of Utah

Dra. Jessica R. Bauman
Fox Chase Cancer Center

Dr. Ankit Bharat
Robert H. Lurie Comprehensive Cancer Center, Northwestern University

Dr. Joe Y. Chang, doctor en Medicina
The University of Texas MD Anderson Cancer Center

Dr. Lucian R. Chirieac
Dana-Farber/Brigham and Women's Cancer Center

Dr. Malcolm DeCamp
University of Wisconsin Carbone Cancer Center

Dr. Aakash Desai, máster en Salud Pública
O'Neal Comprehensive Cancer Center, UAB

Dr. Thomas J. Dilling, máster en Ciencias
Moffitt Cancer Center

Dr. Jonathan Dowell
UT Southwestern Simmons Comprehensive Cancer Center

Dr. Gregory A. Durm, máster en Ciencias
Indiana University Melvin and Bren Simon Comprehensive Cancer Center

Dr. Scott Gettinger
Yale Cancer Center/Smilow Cancer Hospital

Dr. Travis E. Grotz
Mayo Clinic Comprehensive Cancer Center

Dr. Matthew A. Gubens, máster en Ciencias
UCSF Helen Diller Family Comprehensive Cancer Center

Dr. Aditya Juloori
The UChicago Medicine Comprehensive Cancer Center

Dr. Rudy P. Lackner
Fred & Pamela Buffett Cancer Center

Dr. Michael Lanuti
Mass General Cancer Center

Dr. Jules Lin
University of Michigan Rogel Cancer Center

Dr. Billy W. Loo, Jr., doctor en Medicina
Stanford Cancer Institute

Dra. Christine M. Lovly, doctora en Medicina
Vanderbilt-Ingram Cancer Center

Dr. Fabien Maldonado
Vanderbilt-Ingram Cancer Center

Dr. Daniel Morgensztern
Siteman Cancer Center, Barnes-Jewish Hospital and Washington University School of Medicine

Dr. Trey C. Mullikin
Duke Cancer Institute

Dr. Thomas Ng
The University of Tennessee Health Science Center

* Dra. Dawn Owen, doctora en Medicina
Mayo Clinic Comprehensive Cancer Center

Dr. Dwight H. Owen, máster en Ciencias
The Ohio State University Comprehensive Cancer Center - James Cancer Hospital and Solove Research Institute

Dr. Sandip P. Patel
UC San Diego Moores Cancer Center

Dr. Tejas Patil
University of Colorado Cancer Center

Dr. Patricio M. Polanco
UT Southwestern Simmons Comprehensive Cancer Center

Dr. Jonathan Riess
UC Davis Comprehensive Cancer Center

* Dra. Theresa A. Shapiro, doctora en Medicina
Johns Hopkins Kimmel Cancer Center

Dra. Aditi P. Singh
Abramson Cancer Center, University of Pennsylvania

Dr. James Stevenson, líder
Case Comprehensive Cancer Center/ University Hospitals Seidman Cancer Center and Cleveland Clinic Taussig Cancer Institute

Dra. Alda Tam
The University of Texas MD Anderson Cancer Center

* Dr. Tawee Tanvetyanon, máster en Salud Pública
Moffitt Cancer Center

Dra. Jane Yanagawa
UCLA Jonsson Comprehensive Cancer Center

Dr. Stephen C. Yang
Johns Hopkins Kimmel Cancer Center

Dr. Edwin Yau, doctor en Medicina
Roswell Park Comprehensive Cancer Center

NCCN

Kristina Gregory, enfermera registrada, máster en Ciencias de Enfermería
Vicepresidenta sénior, Clinical Information Programs

Lisa Hang, doctora en Medicina
Científica en oncología/redactora médica sénior

* Revisaron esta guía para pacientes. Para divulgaciones, visite NCCN.org/disclosures.

Centros oncológicos de NCCN

Abramson Cancer Center,
University of Pennsylvania
Filadelfia, Pensilvania
+1 800.789.7366 • pennmedicine.org/cancer

Case Comprehensive Cancer Center/
University Hospitals Seidman Cancer Center and Cleveland Clinic Taussig Cancer Institute
Cleveland, Ohio
UH Seidman Cancer Center
+1 800.641.2422 • uhhospitals.org/services/cancer-services
CC Taussig Cancer Institute
+1 866.223.8100 • my.clevelandclinic.org/departments/cancer
Case CCC
+1 216.844.8797 • case.edu/cancer

City of Hope National Medical Center
Duarte, California
+1 800.826.4673 • cityofhope.org

Dana-Farber/Brigham and Women's Cancer Center | Mass General Cancer Center
Boston, Massachusetts
+1 877.442.3324 • youhaveus.org
+1 617.726.5130 • massgeneral.org/cancer-center

Duke Cancer Institute
Durham, Carolina del Norte
+1 888.275.3853 • dukecancerinstitute.org

Fox Chase Cancer Center
Filadelfia, Pensilvania
+1 888.369.2427 • foxchase.org

Fred & Pamela Buffett Cancer Center
Omaha, Nebraska
+1 402.559.5600 • unmc.edu/cancercenter

Fred Hutchinson Cancer Center
Seattle, Washington
+1 206.667.5000 • fredhutch.org

Huntsman Cancer Institute, University of Utah
Salt Lake City, Utah
+1 800.824.2073 • healthcare.utah.edu/huntsmancancerinstitute

Indiana University Melvin and Bren Simon Comprehensive Cancer Center
Indianápolis, Indiana
+1 888.600.4822 • www.cancer.iu.edu

Johns Hopkins Kimmel Cancer Center
Baltimore, Maryland
+1 410.955.8964
www.hopkinskimmelcancercenter.org

Mayo Clinic Comprehensive Cancer Center
Phoenix/Scottsdale, Arizona
Jacksonville, Florida
Rochester, Minnesota
+1 480.301.8000 • Arizona
+1 904.953.0853 • Florida
+1 507.538.3270 • Minnesota
mayoclinic.org/cancercenter

Memorial Sloan Kettering Cancer Center
Nueva York, Nueva York
+1 800.525.2225 • mskcc.org

Moffitt Cancer Center
Tampa, Florida
+1 888.663.3488 • moffitt.org

O'Neal Comprehensive Cancer Center, UAB
Birmingham, Alabama
+1 800.822.0933 • uab.edu/onealcancercenter

Robert H. Lurie Comprehensive Cancer Center,
Northwestern University
Chicago, Illinois
+1 866.587.4322 • cancer.northwestern.edu

Roswell Park Comprehensive Cancer Center
Búfalo, Nueva York
+1 877.275.7724 • roswellpark.org

Siteman Cancer Center, Barnes-Jewish Hospital and Washington University School of Medicine
San Luis, Misuri
+1 800.600.3606 • siteman.wustl.edu

St. Jude Children's Research Hospital/
The University of Tennessee Health Science Center
Memphis, Tennessee
+1 866.278.5833 • stjude.org
+1 901.448.5500 • uthsc.edu

Stanford Cancer Institute
Stanford, California
+1 877.668.7535 • cancer.stanford.edu

The Ohio State University Comprehensive Cancer Center - James Cancer Hospital and Solove Research Institute
Columbus, Ohio
+1 800.293.5066 • cancer.osu.edu

The UChicago Medicine Comprehensive Cancer Center
Chicago, Illinois
+1 773.702.1000 • uchicagomedicine.org/cancer

The University of Texas MD Anderson Cancer Center
Houston, Texas
+1 844.269.5922 • mdanderson.org

UC Davis Comprehensive Cancer Center
Sacramento, California
+1 916.734.5959 • +1 800.770.9261
health.ucdavis.edu/cancer

UC San Diego Moores Cancer Center
La Jolla, California
+1 858.822.6100 • cancer.ucsd.edu

UCLA Jonsson Comprehensive Cancer Center
Los Ángeles, California
+1 310.825.5268 • uclahealth.org/cancer

UCSF Helen Diller Family
Comprehensive Cancer Center
San Francisco, California
+1 800.689.8273 • cancer.ucsf.edu

University of Colorado Cancer Center
Aurora, Colorado
+1 720.848.0300 • coloradocancercenter.org

University of Michigan Rogel Cancer Center
Ann Arbor, Míchigan
+1 800.865.1125 • rogelcancercenter.org

University of Wisconsin Carbone Cancer Center
Madison, Wisconsin
+1 608.265.1700 • uwhealth.org/cancer

UT Southwestern Simmons
Comprehensive Cancer Center
Dallas, Texas
+1 214.648.3111 • utsouthwestern.edu/simmons

Vanderbilt-Ingram Cancer Center
Nashville, Tennessee
+1 877.936.8422 • vicc.org

Yale Cancer Center/Smilow Cancer Hospital
New Haven, Connecticut
+1 855.4.SMILOW • yalecancercenter.org

Comparta su opinión con nosotros.

Complete nuestra encuesta y contribuya para que NCCN Guidelines for Patients sea mejor para todos.

NCCN.org/patients/comments

Índice

Made in the USA
Coppell, TX
05 November 2026

11302310R00050